呼吸をふわっと整える

整体の極意は
呼吸の「間」

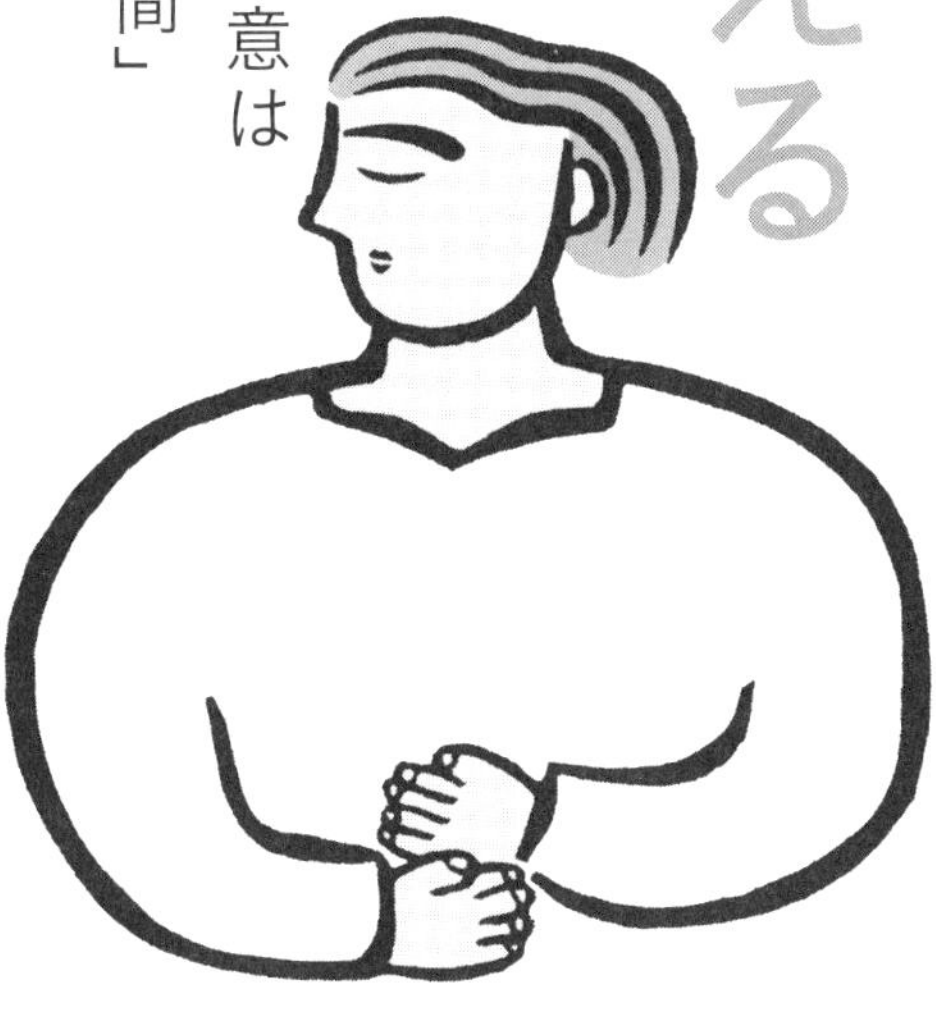

片山洋次郎

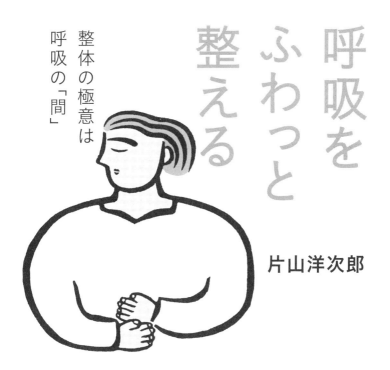

河出書房新社

まえがき
呼吸——身体と言葉のあいだに

呼吸は、ふだん直接に意識することはそれほど多くはありませんが、気分や体調とのつながりを感じる体験は誰もが持っているでしょう。

たとえば、緊張して、心臓がドキドキして落ち着かないとき、呼吸を整えると、ちょっとは落ち着きます。そのため、昔からこころを鎮《しず》めたり、集中したり、リラックスしたりするのに、呼吸はとても重要視されてきました。

私も、整体の現場で四十数年間、日々呼吸の動きと身体のバランスの変化をつねに観、感じとってきました。

しかしあらためて、整体の中で呼吸をどうあつかってきたのかを見直してみますと、これまで呼吸を意識する、あるいは観察するといっても、真正面から観るというよりは、〝横目で〟観てきた気がします。

たとえば、相手の呼吸の動きを観たり、感じたりしていますが、呼吸数や呼吸の長さをカウントしたりはしていません。そこで今回、〝呼吸〟を書くにあたって、呼吸のテンポ、長さをちゃんと測ってみようと、あらためて思い立ちました。

ところが、そこで予期しないことに出会いました。

呼吸をただ〈吸〉の頭のタイミングに合わせて、「い〜ち、に〜い、さ〜ん……」と、30秒とか1分間数えてみました。ごく簡単そうです。しかし、数をちゃんと数えようとすると、時間経過、または数のカウントのどちらかが、意識からふっと飛んでしまうのです。簡単にできると思っていたのに、ここまで難しい……とは！

これはちょっと驚きでしたが、一つの〝発見〟でもありました。

整体中の自分自身の動きはほとんど自動化、無意識化していて、関係のないことが思い浮かんだりもするし、会話もできるのに、身体の反応（呼吸）そのものを客観化、言葉として明確化しようとすると、どうやらその根本で抵抗が起こるようです。

「いったいどうなっているんだ？」。何度もトライしてみて、だんだんなんとなく見えてきました。呼吸を観ているというだけで、観ている側の意識が、相手の呼吸と同化していってしまうようなのです。困った、困った。やれやれです。

でも、この身体の動きと意識のあいだを、なんとか言葉にしたい。ここに何かあるのではないかと思うのです。これまで整体の中で、「呼吸を〝横目〟で観てきた」ことにも、どうやら関係がありそうです。

問題の在《あ》り処《か》は、〈呼〉と〈吸〉のあいだ、とくに〈吸〉の直前の〝間《ま》〟です（以降、間《ま》を〝間〟と表記します）。整体の原点＝初心、〝無心〟の中で起きた、身体が変わる瞬間の静かな驚きも、そこにあります。

身体の変化は、劇的というよりは何気なく、スッと起こります。何度くり返してもスッと通り過ぎる。くり返すうちに、それは呼吸の〝間〟で起きるということだけは、分かってきました。

身体と身体のあいだに起きる〝無心〟の反応、動き。それは整体を始めた〝初期衝動〟そのものといってもいいと思います。

呼吸の〈呼〉と〈吸〉の〝間〟をどう捉え、そこで何が起きているのか？

呼吸の〝間〟をめぐって、整体の核心にある意識と〝無心〟と呼吸の関係を洗い出していきます。

呼吸の〝間〟、生活の様々なシーンの中の〝間〟、そして、整体を通して出会ってきた人たちと私のあいだの〝間〟のドキュメンタリーとして、ご覧ください。

呼吸をふわっと整える　目次

序章　呼吸の中に整体がある

第1章　呼吸と身体

第2章　呼吸とこころ

第3章 人と人のあいだの呼吸

第4章　呼＊吸の極意

序章　呼吸の中に整体がある

身体は一呼吸ごとに生まれ変わる

呼吸は、身心の働きの中でも特殊なポジションを占めています。呼吸以外の身体の中の動きは、日常あまり意識されることはありません。意識されるのはお腹が痛くなったりとか、ムカムカするとか、ドキドキしたりとかいった何か不調がある場合です。呼吸は好不調にかかわらず、いつでもその動きを感じることができます。

身心の動き・バランスが呼吸の動きに表れ、また同時に呼吸の動きそのものが身心のバランスを変え、リラックスしたり、集中したり、安定させたりもする。呼吸は意識されなくても自律的に動いていますが、意識することでその動きを変えることもできるわけです。ただし思い通りに動かせるというわけでもない。このあたりが奥深いところです。

そこでヨーガや仏教でも、身心を整えるために呼吸を整えるということが古くからずっと重視されてきました。このことは東洋哲学の深みにも関わっていると思います。

意識をつねに身体とのつながりの中に置いて、意識の働きがつねに身体の変化とともにあることを前提としてきた。つまり、呼吸は哲学の基礎としても息づいてきたわけです。

整体の現場ではどのように見えているのか、どのように感知しているのか？　そこから奥深き呼吸について、じっくり解きほぐしていくことにしましょう。

まずは整体の現場に下りて、身体にふわっと触れてみることにしましょう。ここで身体の緊張がほぐれ始めると、呼吸はすぐに応答し、その動き方が変わってきます。

なぜここで呼吸が応答するのか？　実は私にもよく分かっておりませんし、思い通りに応答してくれるわけでもありません。むしろ何か強い意図を持ってアプローチすると、相手に余分な緊張をあたえて「引かれて」しまいます。無心にふわっと触れるほうが身体の警戒が解けてゆるんでくるのです。

呼吸の大きさ、長さ、吸う息と吐く息のあいだとバランスが変わっていきます。呼吸の変化が身体全体のバランスを動かしていきます。一息ごとに身体が生まれ変わっていくかのように感じられることもあります。

身体の反応が深まると、背骨の一部が局部的に大きな呼吸運動をすることもよく起こります。一部の筋肉がぴくっと動いたり、プルプル痙攣《けいれん》したり、大きく動いたりすることもあります。さらにジーンという振動が伝わってくる場合も多いです。

身体の中には様々なリズムや波動があります。脈拍や呼吸は感知しやすい波動といえます。また直接感知できませんが、脳や心臓や筋肉にも電気的波動があるのはよく知られています。身体に触れながら、全身で耳を澄ますと、さらに奥深く細胞や内臓・器官のあいだで多様なリズム・波動が響き合っているのが伝わってくるような感じがします。たとえていえば、そこには世界中のあらゆる音楽が目いっぱい鳴り響いている感じです。

また実際に、音楽を聴いて気持ちよくなったり、リラックスしたり、盛り上がったりするということは、身体の中の何らかの響きが音楽に共鳴して、気持ちのいい呼吸、深い呼吸が生まれるということでもあると思います。身体の奥深くにセンサーを下ろし、その響きを〝音訳〟するのが音楽の才能。ミュージシャンの身体を観ていると本当にそういう気がします。言葉が生まれる前に、〝歌〟は身体の中にあったのではないでしょうか。

生きているということは、協調・共鳴しようとする自律的なリズム・波動がそこにあるということだと思います。そのすべての響きや波が重なり合って呼吸が生まれる。**呼吸のありように、生の勢い（盛り上がり・下がり）、集中・緊張とリラックスといった身心の表情が集約されて表れるように感じられる**のです。

これらのほぼすべての響き・息吹き・波は、日常生活の中ではほとんどバックグラウンドで響いていて意識されることはありません。ほぼ呼吸だけが意識からアクセス可能で、古い時代から呼吸を整えることで身心を調整しようとする技法も伝えられてきました。また逆にいえば、呼吸のありようが体調を生んでいるともいえます。

整体をはじめとする**あらゆるボディワークから瞑想《めいそう》まで、その核心になるのが呼吸**です。

呼吸の中に整体がある

整体の場で身体を観ていると、身体がふっと変わる瞬間に出会います。息を吐ききってから息を吸うあいだのふわっとした〝間《ま》〟です。

私には整体について直接に教えを受けた師匠はいません。できそうな気がしたのでやってみたくなり、「やってみた」という感じでした。はじめは周りの人たちや、その知り合いに頼まれて「施術」していました。

その頃は、整体とは「矯正《きょうせい》」だと思っていました。背骨や骨盤を矯正すべき方向にタイミングよくふっと押すとポキッと音がして動く。そういうものだと思って「技術を磨こう」としていました。

ところがです！　そういう努力・意図とは無関係に、自分が意図する前に、自分の身体がふっと動いて相手の身体に触れ、同時に、まったく抵抗感なく相手の背骨や骨盤が動くということがよく起こるようになってきました。とくに自分でも驚いたのは、背骨のバランスを手で触れて調べようとしたときに、触れるか触れないかというタイミングで相手の身体が勝手に動き始めたり、立っている場合にはくたくた〜っと脱力して崩れ落ちたりということが起きたことでした。

そういう経験をくり返す中から分かってきたのは、背骨も骨盤もただ触れているだけで、あるいは時として、触れるか触れないかのうちに、相手の身体が自ら能動的に、自然に動くというシンプルなことでした。最初は「あれっ、背骨の位置が変わった。いつ変わったんだ？」という感じでした。

そのうちに「身体のバランスが変わるとき、同時に呼吸も変わる」ということが分かってきました。

この身体の自己調整と呼吸の変化の法則については後ほどまとめてお話しすることにして、まずは先人が整体と呼吸の関係についてどのようにとらえ、あつかってきたのか少し振り返ってみます。

野口晴哉《のぐちはるちか》の「呼吸」

近代の「整体」を思想的にもまとめ上げた野口晴哉は「呼吸の間隙《かんげき》をつかまえる」のが肝要で、整体の技術は「呼吸の間隙」にしか使えないと述べています（野口晴哉『整体法の基礎』全生社）。

「呼吸の間隙」とは、息を吐ききって吸う前に一時止まるタイミングだというのです。

そこで、私も「息を吐ききって息を吸おうとする頭」のタイミングをつかまえようとしてみました。ところが「つかまえよう」と意識すると力が入ってしまい余計にタイミングをつかみそこねるのです。野口さんは、「集中すれば時間が長く感じられてタイミングを悠々とつかまえられるのだ」というふうに言っているのですが、私にとっては集中しようとするほど逆に「呼吸の間隙」が詰まってしまうように感じられました。むしろ何も意識してないときにふっと身体が動く。相手の身体も自分の身体も動く。

試行錯誤の結果、身体をねらい通りに動かそうという意図を捨てて、何も意識しない、あるいはただ眺めるような感じに徹し、その中で無意識的にくり返し起こる自分自身の身体の動きと相手の身体の反応（とくに呼吸）を照らし合わせ、その中から法則性を見つけてメソッド化していくことにしました。

〈呼〉から〈吸〉へのあいだと〈吸〉から〈呼〉へのあいだ

その中でまず呼吸の動きについて気がついたことがあります。

「呼吸の間隙」は吐く息から吸う息のあいだにもありますが、当然吸う息から吐く息に向かうあいだにもあり、こっちがまず広がらないと吐く息から吸う息へのあいだも広がらないということでした。

　本来は集中、あるいは緊張しているときには、〈吸う〉から〈吐く〉へのあいだも〈吐く〉から〈吸う〉へのあいだも詰まって、隙間《すきま》が見えなくなり、リラックスしているときには〈吸う〉から〈吐く〉のあいだも〈吐く〉から〈吸う〉のあいだも広がります。

　とくによくリラックスできると吐く息が長くなり、〈吐く〉から〈吸う〉へのあいだが、より大きく広がります。

　また身体全体の緊張・リラックスと呼吸との関係を見ると、とくに集中または緊張しているときは息を吸っているときよりも吐くときのほうが身体は緊張しますが、普通のとき（リラックスしているとき）には吸うときよりも吐くときによりリラックスするのが基本です。

　よくストレッチのときに「息を吐きながら」と言われるのは、吐くときのほうが筋肉はゆるみやすいという前提で話しているわけです。

　この〈吸う〉よりも〈吐く〉ほうがリラックスするということは、当然の前提として考えられてきました。ところが、慢性的な緊張で息が詰まりっぱなしになっていると、リラックスしようとしても〈吸う〉より〈吐く〉ほうが余計に緊張してしまい、ゆるめなくなっている場合があるのです。こういう場合、〈呼〉と〈吸〉のあいだが詰まって呼吸がギクシャクし、息を吐ききらないうちに吸ってしまいます。息が浅いだけではなく〈呼〉と〈吸〉のあいだの切り替えが滑らかでなくなります。

〈呼〉と〈吸〉のあいだという面から見れば、身体がリラックスしようとして〈呼〉と〈吸〉のあいだをゆるめようとしているのにうまくゆるまないと、あいだが詰まったまま、〈呼〉と〈吸〉の切り替えが滑らかさを失い、ギクシャクした動きになるということです。〈呼〉と〈吸〉のあいだに余裕ができれば、呼吸の動きはゆったり滑らかになってリラックスするのです。

息を吐くときのほうが吸うときよりも身体がゆるむという、リラックスの〝基本のき〟は、まず〈吸〉から〈呼〉へのあいだがゆるむことから始まります。〈呼〉から〈吸〉へのあいだの切り替えが滑らかになって初めて、〈呼〉でのリラックスが得られるわけです。

リラックスの基本条件＝吐く息でリラックスすることができにくくなっている人が

けっこう多いことに気がついたのは、80年代後半だったと思います。リラックスの〝基本のき〟が失われている例を多く観ることで、**〈呼〉から〈吸〉へのあいだが広がるという深いリラックスを得るために、まずは〈吸〉から〈呼〉へのあいだをゆるめる必要がある**ということが分かりました。

また呼吸の深さは、とくに骨盤《こつばん》の呼吸運動の柔らかさ、滑らかさと連動します。詳しくはあとでお話ししますが、リラックスの基本（＝〈吸〉よりも〈呼〉のほうがゆるむ）を得るためにまず〈吸〉から〈呼〉へのあいだをゆるめる必要がありますが、そこで骨盤底部の弾力を回復することが鍵《かぎ》になります。

呼吸にふわっと触れて静かに待つ
私の整体の〝勘どころ〟

整体の現場では、骨盤そのものの呼吸運動（下腹《したはら》と骨盤が一体となって呼吸とともに膨らんだり縮んだりすること）を重視しております。

たとえば骨盤に、呼吸が感じられるようにふわっと軽く触れ、さらにふわっと自分の手の力が抜ける感じになるポジションや角度を探っていくと、どこかで自然に、ふっと呼吸が変わってきます。

まずは〈吸〉から〈呼〉へのあいだが広がり、そこからさらに呼吸が深くなっていって、吐く息が長くなり、今度は〈呼〉から〈吸〉のあいだが広がって、吐ききってふっと一瞬静まる感じになると、その瞬間、身体のバランスが自然に動く。これが呼吸が深まるプロセスです。

ただ静かに呼吸を感じながら、あるいは眺めながら、そっと待っていればその瞬間が来ることも分かってきました。コツは手の力を抜いて羽毛のようなタッチでふわっと触れて、呼吸の動きに乗るということだけです。すると呼吸の動きがちゃんと応答してくる。

もちろん、この呼吸の応答をスムーズにするための工夫や技術はいろいろありますし、いくらでも作っていくこともできます。でも〝勘どころ〟といえば、〝ふわっと呼吸の動きに乗る〟、ここに尽きます。

呼吸の間隙をねらって何かを仕掛けるというよりは、ただ呼吸に同調するように接していると、相手の身体が自らの選択で変わり始める。呼吸の動きそのものがそういうポテンシャルをもともと持っているということが見えてきたわけです。**〈呼〉から〈吸〉へのあいだに生まれる〝間〟そのものが、自分自身を整体する**と言い換えることができます。意識よりも呼吸の応答のほうが速いのです。〈呼〉と〈吸〉のあいだの無重力空間のような瞬間に何かが動く。

そしてさらに呼吸を観察していると、生活の中のあらゆる場面で呼吸が身心の動きをドライブしていることが見えてきます。身心のバランスと呼吸が日々の生活の中で具体的にどのようにつながっているのか、あとの章で一つ一つ見ていくことにします。

リラックス呼吸の〝基本のき〟

なぜ息を吸うときよりも吐くときにリラックスしやすいのか？

呼吸を一番大きく動かすのは横隔膜《おうかくまく》という筋肉です。肺の下にあって、ドーム屋根のような形をしています。肋骨《ろっこつ》の下のほうに裾《すそ》を広げていて、ドームが上下に動いてポンプの働きをします。

息を吸うときにこの筋肉が縮んでドームを押し下げて肺を膨らませ、吐くときにはゆるんでドームが押し上げられて肺を縮ませます。

ここでちょっと意外に感じるのが、息を吐くときに横隔膜がゆるんでいきながら、肺を押し上げるというところですね。ゆるむ筋肉が肺を押し上げるというのはちょっと妙な感じがします。

息を吸うときには、肺を膨らませるために横隔膜は縮みながらドームを押し下げ平らにたたむ（これは何となく分かる）。息を吐く（肺を縮める）ときに横隔膜のドームが迫《せ》り上がる（膨らむ）のはなぜか？　東京ドームの屋根が屋内の空気圧で支えられているがごとく、ゆるんだ横隔膜（ドーム屋根）を腹全体の圧力で下から押し上げているからです。

注目点は、息を吸うときに肺とお腹を仕切る横隔膜という大きな筋肉が縮んで力が入り、息を吐くときにゆるんで力が抜けるということです。他のすべての筋肉がゆるんでリラックスしていても、息を吸うときにはこの筋肉だけは緊張する。これが特別な緊張がないとき＝普通にリラックスしているときは、〈吸〉よりも〈呼〉のほうがゆるみやすい＝〈呼〉よりも〈吸〉のほうが緊張しやすいということの大本《おおもと》になっているわけです。

なぜ集中すると息を吐くときに緊張が高まるのか

たとえばダイヤモンドのような高価なものを指先でつまむ状況をイメージしてみると、落としてどこかへ転がっては大変ですし、指先に緊張が走ります。そのときの呼吸をイメージしてみましょう。「息をこらして」静かに長く吐くでしょう。しっかりつまむまでは息を吸わないでしょう。あるいはもっと緊張すると息を止める感じにもなります。さらに本当に息が止まるような緊張しすぎの状態になると、逆に指先がプルプル震えて、思うようにならないこともありますね。

あとでさらに詳しく見ていくことになりますが、集中する・緊張することは呼吸という面から見ると、息をコントロールしながら滑らかに長く吐くことが基本なのです。息を長く吐くということは、横隔膜をゆるめながら、下腹を縮めて腹を絞《しぼ》り上げるようにして横隔膜をじわじわ押し上げる必要がある。下腹にぐっと力を集めて、横隔膜のある上腹部はなるべくゆるんでいるというのが、長く息を吐いて集中力を高める身体の動きになるわけです。上腹部（みぞおちの周り）が緊張していると、横隔膜がゆるみにくくなる分だけ息を長く吐くのが難しくなって、集中力が削《そ》がれてしまいます。

息をじっとこらして息を少しずつ長く吐く＝集中する＝上腹部がゆるみ下腹が縮む、という等式が成り立ちます。

まとめなおすと、下腹に力を集中して息を長く吐けるようにしながら意識を集中し、手足の動きや姿勢の精度を高める。余計な緊張でみぞおちが硬くなる＝肩に力が入ると吐く息が不安定になったり、途中で止まったりして、思うように集中できない状態になります。

高度に集中するためには、吐く息がより長く安定的であることが大切になります。そのためには横隔膜の近辺＝上腹部（みぞおちの周り）はよくゆるみ、下腹に力が集まって下から充分に安定的に押し上げるという力のバランスになります。

「上虚下実《じょうきょかじつ》」という表現が古くから伝えられています。身心の安定とは、頭や首・肩がリラックスして下腹が充実・集中している状態であり、お腹そのもののバランスという面から見ても、上腹部（みぞおちの周り）がよくゆるんで、下腹が充実している状態がよろしいということを指しているわけです。

この**「上虚下実」のバランスは、リラックス時にも集中時にも共通の指標**になります。

呼吸と脈拍の関係についてもちょっと

たとえば走ったりすれば脈も呼吸も速くなります。すごくびっくりしたり緊張したりしても脈も呼吸も速くなりますね。誰もが経験するところです。激しい運動では全身の筋肉に酸素をたくさん送り届けるため、強い興奮では脳にやはりたくさん酸素を届けるため呼吸も脈も大きく速くなるわけですね。

ちょっと意外に感じますが、脳も酸素をたくさん使うそうです。運動に酸素が必要なのは実感しやすいですが、脳が酸素を使うのは日常では実感が薄いです。フリーダイビングのような息が吸えない水中の競技では、これがはっきり分かるそうです。酸素の消費を少なくするためには頭を空っぽに無心になることがとても重要だということを聞きます。脳の興奮＝いろいろ考えることは酸素をたくさん消費するというわけです。

身心の激しい動きの中では当然、呼吸と脈拍はよく協調して頑張ります。一方、リラックス状態での脈拍と呼吸の関係はどうでしょうか？

脈拍が呼吸の影響を受けるということは、医学的にも確認されています。リラックス時には息を吸うときよりも吐くときに少し脈が遅くなる。しかもより良くリラックスしているときのほうがはっきり遅くなり、拍数のゆらぎも大きくなる。年齢的にも若いほうが、それがはっきり現れる傾向があるといいます。これを「呼吸性不整脈」と呼ぶそうです。逆に心臓に疾患があったり、ストレスがかかっていたりすると、脈拍の呼吸によるゆらぎが少なくなる。つまりこの「呼吸性不整脈」（息を吐くとき脈が遅くなり、ゆらぎも大きくなる）は健全とリラックスの指標になるわけです。

リラックスしているとき、少し長めに呼吸しながら自分で脈をとってみると、吐く息でわずかに遅くなるのが分かります（自分の脈なんかとったことがないという人はちょっと難しいかもしれません）。最近はスマートフォンのカメラレンズに指を当て脈拍を計測する無料アプリもあり、リアルタイムで視覚化することもできます。

つまり、脈拍が一定で安定しているほうがリラックスしているように思いがちですが、実はストレスがあり、緊張しているときのほうが一定で、リラックスしているときのほうが脈拍にゆらぎが出やすくなるわけです。

このことも、息を吐くときのほうが吸うときよりもリラックスするということと、明らかにつながっていそうです。

呼吸と身体のリラックスの基本

ここで、呼吸と身体のリラックスの関係を整理しなおしておきましょう。

・吸うときよりも吐くときのほうがゆるむ、リラックスする。
・集中しようとすると、吐く息が長くなり、吐くときのほうが吸うときよりも緊張する。
・慢性的な緊張やストレスがあると息を吐くときにゆるみにくくなる。
・緊張・集中しているときは〈呼〉と〈吸〉のあいだが縮む（このとき良い集中状態ならば〈呼〉と〈吸〉の切り替えは滑らかで緊張しすぎているとギクシャクする）。
・最もゆるむのは呼吸のあいだ。とくに〈呼〉から〈吸〉へ向かうあいだ。

・よくリラックスするためには〈呼〉と〈吸〉のあいだがよりよく広がることが必要。

人間はよく揺れる葦《あし》である……
そして呼吸が身心の揺れを吸収する

「人間は考える葦である」というパスカルの有名な言葉がありますが、人間は考えるたびにあるいは考える以前に「揺れる葦」でもあります。葦が風に揺れるように、感情に揺れ、人間関係に揺れ、気候の変化に揺れ、体内時計の波に揺れ、ホルモンのバランス、自律神経のバランスに揺れ、免疫反応に揺れ、身体のバランスは刻々と動いてひと時も止まることがありません。

身体の姿勢も立っていても座っていても微妙に揺れながらバランスを保っています。心臓や血管が脈打つことでも揺れ、呼吸することでも揺れています。

これらの無数の揺れの要素がすべて、呼吸の深さ、滑らかさの中に吸収されているのが「良い呼吸」といっていいと思います。

「身体の揺れ」が激しいと疲れてきて、揺れを柔らかく吸収することができなくなり

ます。すると呼吸は自ら身体の硬直をリセットして柔らかさを取り戻そうとします。そのリセットの瞬間が充分に息を吐ききってふっと静まるという呼吸の動きの中にあるわけです。

身心を整えなおす呼吸の動きとは

ここで呼吸が身体のバランスをリセットし再生をうながすとき、どのように動くのかあらためてまとめておきましょう。

整体の現場で観察されるのは次のような動きです。

1. 吸う息が大きくなり始める。
2. 吸う息から吐く息に移るあいだに少し〝間〟が生まれる（吸う息から吐く息へのあいだがゆるんで広がる）。
3. 吐く息が長くなり始める。
4. 吐く息のほうが長くなり、吐く息から吸う息へ向かうあいだに〝間〟が生まれる〈呼〉と〈吸〉のあいだが広がる＝身体のどこかの緊張がゆるむ＝呼吸が深く自由になる)。

5. 〈呼〉と〈吸〉のあいだが滑らかになり、静かな呼吸になる(大きく動くようには見えなくなる)。

また、リラックス時は〈呼〉と〈吸〉のあいだがゆったりと広がり、集中時は〈呼〉と〈吸〉のあいだが狭まりますが、良い集中状態ならば〈呼〉と〈吸〉のあいだの切り替えが滑らかに移行します。これについては、あとあと詳しく見ていくことにします。

深い呼吸は気分がいい

さてもう一度、気分がいいとはどんなことだったかシンプルに思い起こしてみましょう。身体全体が一つの袋のようになって膨らんだりしぼんだりするということではないでしょうか？　胸もお腹もよく膨らんでよくしぼむ。

リラックスしているときはしぼむときにたっぷりゆるみ、集中しているときは思い切りギュッと縮む。よくリラックスし、よく集中する。よく眠り、よく遊ぶ（働く）身体。

これは呼吸の動きそのものでもあるわけです。**〈呼〉と〈吸〉のたっぷりとした往復運動自体が気分のいいことであり、よく生きることそのもの**だと思うのです。

さて、とはいえ、生きているということは気持ちいいだけではすみません。いろいろ大変なことや、残念なこと、思い切りつらいことも何度もあります。そういうときは息が詰まります。「つらい」とは呼吸そのものがつらいのです。

困った呼吸からどうやって深い呼吸、気持ちのいい呼吸になれるのか……。意識と無意識のあいだの架け橋でもある呼吸、一つ、一つ、解きほぐしていきましょう。

第１章　呼吸と身体

深い呼吸の中に心地よさがある

身心が心地よい状態とは、よくリラックスし、よく集中する。そして、よく眠りよく動けること。それは深い呼吸をしていることそのものです。深い呼吸とは〈呼〉と〈吸〉のあいだでゆるみきることでもたらされます。ゆるむ（リラックスする）ことも縮む（集中する）ことも自由自在にできることは、深く滑らかな呼吸と一体なのです。

ふわっと舞い上がりふわっと舞い降りるような無重力に近い感じの呼吸。これが目指すところです。

深い呼吸は深い眠り
深い眠りは究極の整体

最も自然に呼吸が深くなり、〈呼〉と〈吸〉のあいだがたっぷり広がるのは深く眠っているときです。よく眠れれば疲れが抜けて、目覚めたときに爽《さわ》やかな気分になります。

もう長いこと、そんな寝覚めの爽やかな気分を味わったことがないという人もいるかと思います。目覚めたときのほうが、眠る前よりも疲れた感じがするという人もいます。

よく眠れれば呼吸が深くなり、呼吸が深ければよく眠れるという相互関係がありま す。疲れも慢性化＝固定化してしまうと呼吸を阻害《そがい》し、浅くなった呼吸がまた疲れを回復するための眠りを阻害します。

整体的に観れば、疲れとは、身体の局部的緊張＝硬さです。リラックス時には、身体のどこに触れても柔らかく、ゆすって軽く感じられるほど、充分に疲れが抜けた身体です。

逆に身体のどこかに緊張やこわばり＝疲れが残っていれば、呼吸を妨げることになります。この妨げを外すのが、整体などの様々なボディワークということになるわけです。どのメソッドの場合も呼吸が深くなることが指標でもあり、目標でもあります。

また深い眠りはそれ自体が理想的ボディワークであり、瞑想でもあります。

呼吸法で一番大切なこと

そこで、呼吸を深くすることを直接に目指すのが「呼吸法」です。序章でもお話ししたように、深い呼吸とは息を充分に吐ききるということです。どのようなボディワークあるいは瞑想法であっても、結果として呼吸が深くなればよいともいえます。

呼吸法の問題点を一つ挙げるとすれば、呼吸そのものを意識することによって余計に緊張してしまうことがあるという点です。

これは整体でも同じことがいえますが、なんとかしようと意識しすぎて、かえって余分なところに力が入ってしまって、全身の滑らかな連携が損なわれます。呼吸も滑らかでなくなりギクシャクします。とくに上体（首や肩、胸、手など）は意識と結びつきやすく、何かをコントロールしようとした途端に力が入り、呼吸の深さと滑らかさを妨げる……ジレンマです。

フリーダイビングの始祖ジャック・マイヨールが禅を学んでいたという話を初めて

聞いたときに「なんで？」と思いましたが、水深100mを超えるようなダイビングに必要な長い呼吸には、意識を空っぽにする必要があるんですね。

人によって呼吸を意識することそのものに、得意・不得意があると思います。本書では呼吸をある程度意識しますが、意識しすぎないという基本スタンスでいきたいと思います。

呼吸法＝呼吸を意識することについて、ここでもう一度基本を押さえておきましょう。

1. 息を静かに吐ききることがキモ。
2. ①鼻から吸って鼻から吐くとリラックスしやすい（鼻で呼吸することはリラックスの基本）。
②鼻から吸って口から吐くと集中しやすい。リラックスから集中へ切り替えるときに有効。さらに長く静かに吐くほど集中は高まる（後で詳しく見ます）。
3. 呼吸そのものの数を数えるとリラックスしやすい（長く数えると緊張してしま

う場合も）。

医学的に知られている呼吸とリラックスの関係

まず医学的にすでに知られている呼吸とリラックスの関係についても、少し触れておきましょう。

安静時という条件では、

1. 吸気よりも呼気のほうがリラックスする。
2. 吸気では、身心の緊張を高める交感神経とリラックスさせる副交感神経（迷走神経）が同時に働く。呼気では、身心をリラックスさせる副交感神経のみが働く→副交感神経が働く呼気のほうがリラックスしやすい。
3. 呼気では脈拍数が減少し、同時に脈拍数のゆらぎの幅も大きくなる。ゆらぎの幅が大きいほど副交感神経の働きが高く、身心がゆるんでリラックスしている。

脈拍（脈波）を計測して周波数を解析すると、交感神経と副交感神経が働く周波数の違いから、両者の働きの強さと比率がはっきり確認できます。

副交感神経の働きの比率が高いほど脈拍のゆらぎが大きく、リラックス度が大きい。呼吸の長さと脈拍のゆらぎ（＝リラックス度）の関係を見ると、呼吸数6回／分（呼吸長さ10秒）あたりがリラックスのピークになるようです。

通常の呼吸は15〜20回／分（長さ3〜4秒）くらいですから、倍以上の長さです。日常の呼吸の実感でいうと、かなり長い感じです。長〜いため息か、意識して大きな深呼吸をするかというところでしょう。あるいは深く眠っているときにもしていそうです。

10秒を超える長い呼吸は、呼吸法として長い呼吸を意識的にしているか、何かにすごく集中しているときです。10秒を大きく超えるような長〜い呼吸は、リラックスというより、普通は集中度を高めるほうに働きます（整体中の呼吸でも、胸の緊張が強く、同時に体力も余っているような場合は、リラックスするために20〜30秒の大きく長い息を吐くことがありますが、リラックスしてくると10秒以内に落ち着いて、静かな呼吸になっていきます）。

またこのような研究データは多くの場合、条件を整えた上での〝実験結果〟です。日常生活の中では、呼吸も脈拍も、様々な環境や心理状況の影響下にありますから、ずっと複雑です。

私のこれまでの現場経験からザックリいうと、呼吸数20回／分だと、充分なリラックスはしづらいが、15回／分ほどになれば充分なリラックスが可能です。

いろいろな条件下の呼吸を見ていきましょう。

集中・緊張は呼吸とどう絡むのか？
意識－首－みぞおちと呼吸

何かに意識を集中しようとするとまず首が反応します。顎《あご》を引き、首を立てるという動作を通じて、意識の志向性をくっきりさせます。意識を失ったり眠ったりすると首がくた〜っとなります。電車の中などで眠っている人を見ると分かりやすいですね。首を立てることと意識の明瞭度がつながっているわけです。

このときとくに緊張感が強いと顎に力が入り（歯を食いしばる＝咀嚼筋《そしやくきん》が縮む）、同時に首の筋肉にぐっと力が入ります。首の横の筋肉は肋骨を上げ下げする呼吸筋でもあります。首が緊張しすぎて身動きできなくなると、その分呼吸運動も自由度を奪われます。

また首の緊張と同時に、みぞおち（＝お腹のストレスセンサー）が硬くなります。みぞおちに指を当てて顎を強く引いてみるとみぞおちがギュッと縮んで硬くなるのが分かると思います。

首にぐっと力が入る（同時に肩にも力が入る）こととみぞおちが緊張することは一体の動きなのです。緊張しすぎること、たとえば人前でスピーチをしなければいけないとか入学試験や面接を受けるといった場面で「上がる」という状態は、首－肩－みぞおちがギュッと縮んでいるわけです。誰にも経験がある緊張しすぎてダメなパターンですね。

何かを嫌々しなければいけないとき、ストレスを感じるときは誰もがこうなりやすいわけです。強いストレスで「みぞおちが痛い」と感じた経験がある人も多いでしょう。みぞおちがギュッと縮んで痛みを感じる、痛みをこらえようとすれば息も止まるということも実感できますね。

つまり、ストレスはみぞおちを硬くして横隔膜の動きを制限し、息を吐くことを阻害するのです。「上がった」ときのハアハアする感じを思い起こせば体感的にも分かると思います。

一方、意識の緊張が高くても自ら進んで楽しくやるようなときは、首－肩－みぞおちが柔らかさを保ちます。同時に下腹には力が入り（〝腹が笑う〟感じ）横隔膜を下から押し上げ、息を長く充分に吐ききりやすくなります。

整体ではみぞおちの周り（肋骨のすぐ下＝上腹部）の柔らかさを重視します。肋骨のすぐ下を肋骨の中のほうに向かって、そーっと押してみて、柔らかくズブズブ指が入っていくほどよくリラックスし、充分に息を吐くことができる状態です。息を長く滑らかに吐くためにはみぞおちの周りがよくゆるんでいること、これが集中力を発揮するための基本になります。

胸の中心にあるストレス・センサーと呼吸

少し大きめに呼吸して胸の動きを感じとるようにしてみれば、胸の中心（場の空気感・緊張感・環境情報のセンサー）・肩甲骨・肩の周りすべてが同時に動いているのが感じられます。もし動きにくい部分を感じるなら、それは呼吸を邪魔する緊張や疲れです。首や肩のコリも呼吸にとってはマイナス要因になるわけです。

逆に呼吸が深くなれば、呼吸そのものが胸や肩・首の緊張をほぐすともいえます。胸が膨らんだり縮んだりすることは、呼吸のたびに肋骨や肩甲骨が滑らかによく動くということになるわけです。

この胸の中で最も敏感な反応をするのが、胸の中心の「膻中《だんちゅう》」と呼ばれるツボです。環境情報に最も速く敏感に反応するセンサー（背中側で胸椎5番も同期）です。胸の真ん中のネクタイのような形をしている骨＝胸骨《きょうこつ》の真ん中で、一番出っ張っている感じがするところです。触れてみると周りの皮膚の感覚よりも敏感な感じがすると思います。とくに敏感になっているときはヒリヒリするような感じがします。

膻中の反応は意識よりも速い。たとえば「場の空気」を直接に感じます。「場の空気が重い」とは、実際に胸がその中心に向かってキュッと縮んで「息苦しい」「息が詰まる」ということです。場の空気が楽な感じのとき、胸は柔らかく、自由に息がしやすいのです。

膻中は、より具体的には、人と人のあいだの距離感のセンサーでもあります。満員電車の車内のような人と人とのあいだの選択肢がなく、互いにピッタリくっつくような場では緊張は高まります。仕事の前後の通勤だけで胸は緊張させられ、疲れるわけです。列に並ぶときもこのセンサーは働きます。近づくと緊張が高まって「息が詰まる」ので、無意識のうちに適度な間隔をとっているわけです。センサーの感度に個人差があるので、敏感な人ほど前の人との距離をとります。行列を横から見ると、その中に、前の人との間隔を大きくあけている人がいます。

この膻中というセンサー、もともと自然界では身を守るための環境情報センサー、あるいは本能的早期警戒センサーとして機能していたのではないかと思います。免疫反応ともつながっています。花粉のような環境情報に過剰に反応するのがアレルギーですが、症状があるようなときに膻中に触れると敏感になっていてヒリヒリします。ダストやカビや花粉ばかりではなく、最近は「寒暖差アレルギー」ということもいわれるようになりました。寒暖差という環境情報にもこの膻中が反応しているわけです。

情報化社会では情報のスピードが異常に速く、人類にとって未知の領域に達しています。情報に対する応答も「頭の情報処理」では間に合わない。無意識のうちに胸で応答し、膻中はつねにスタンバっているのだと思います。

たとえば犯罪率が昔より低くなっているのに犯罪に対する不安は大きくなっている

ことを、「体感不安」というようになりました。「胸騒ぎ」（＝不安）という胸の早期警戒反応です。「胸騒ぎのスタンバイ」という胸の慢性的緊張が私たちにとって普通のことになっているといえます。

スマホやパソコンのディスプレイを覗き込んでいる姿勢も、それ自体が胸を縮めて「情報に即応する構え」です。胸の中心が、ピッピッピッと高速で点滅するように緊張をくり返す。応答スピードを上げるために、胸の中心（＝膻中）に向かってすぼめた構えになり、上体が前のめりになって固まってしまいます。呼吸は当然浅くなります。「スマホ姿勢」などとも呼ばれるようになりました。「よーい、ドン」の「よーい」の前のめり体勢で、つねにスタンバっているのです。

こんまりの「魔法の解」

「ときめかないものは捨てる」という、モノにあふれかえったこの時代に世界に広まった「こんまりの片づけ術」。

「ときめく」のはどこかといえば、胸以外にはありえないでしょう。胸の緊張がちょっとゆるんで、胸が膨らむような体感が「ときめく」ということではないでしょうか？「頭の判断」でなく「胸のときめき」が判断の基準になっているわけですね。**胸の中心＝膻中がYESというかNOというか。これが世界的に説得力を持ってしまうことは、膻中がつねに敏感に働いている情報環境を表しています。**質量ともに膨大な商品情報にさらされて、胸（膻中）の興奮が高くつねに追われているような気分になりがちです。何かを買うことで胸をゆるめて、ホッと落ち着こうとするのですが、もっとモノに囲まれて、余計に息苦しくなるわけですね。最近ではこの情報疲れを遮断する「ミニマリスト」たちが現れ、そもそも若者がモノを欲しがらなくなったとも言われるようになりました。

　この胸のスタンバイ状態、当然呼吸に影響します。「息をつく暇」がないのです。胸のスタンバイを時々解除する必要がありそうですね。「ときめくかときめかないか」胸に訊《き》く。あらためてモノに向き合ってみて、「ときめかない（＝胸が塞《ふさ》がったままの）」モノは捨てることでホッと息がつけ、気分が良くなる。触れてみて、胸がゆるんで「ときめく（＝膻中が開かれる）」モノなら、それは身の周りにあったほうがよい。これも一つの解でしょう。

一方で、世界中であらゆるジャンルに広がるオタッキーな人たちは、最初から「ときめく」モノが分かっている人ということになるでしょう。身の周りにあふれる「ときめく」モノは、情報の奔流から身を護る「ファイアーウォール」かも知れないし、より強い意味ではすっぽり身を包んでくれる羊膜・子宮といえるかも知れません。

またモノではなく、たとえば音楽でいえば、CDは売れなくなっていても、音楽イベントやフェスに参加する人は増えていて、イベント空間の体感・臨場感を大切にする。アニメでいえば「聖地巡礼」など、〝観光〟の意味を変え、物語を味わい尽くす。いわゆる「コト消費」に解を求める人たちも多くなりましたね。

非日常的イベントの高揚感と呼吸

はっと驚いたとき、人は「息を飲む」。はっとするとは、その瞬間思わず息を吸うということです。たとえば映画で息詰まるようなサスペンス的展開に入り込めば、「息をつく（＝吐く）暇」もなく息をたくさん吸うことになる。このとき映画を観ながら酸素過剰になっている私たちは、興奮して日常感覚を超える快感を味わいます

（ハラハラ・ドキドキさせられる映画を観終わってホッとリラックスすることも含めて）。

脳の酸素過剰（過換気＝過呼吸）は、意識を現実から遊離させる作用を持っています。うんとはしゃいだり、激しく踊ったりすることも意識をトランスさせることになります。昔から音楽や祭りの中での高揚は、日常の憂《う》さを発散させるハレの意識をプロデュースしてきたわけです。

非日常的高揚の中で大きな呼吸をすることによって、日常の退屈やストレスを発散させることができます。スポーツ観戦や音楽コンサートやフェスに多くの人が集まるのも、ここに理由があるわけです。

たとえばコンサートやスポーツ観戦で歓声を上げると「うぉ〜」というようなふだんは出せないような大きく長い声を出しますね。楽しいことがあるとみぞおちは自然にゆるみ、横隔膜もゆるみます。さらに楽しいことで興奮すると自然に下腹にぐっと力が入り、横隔膜を思い切り押し上げて息を長く吐ききります。

また、両手を合わせるだけでもみぞおちや胸の緊張がゆるんで呼吸は深くなりやすくなります（第4章でもう一度取り上げます）が、拍手するとさらに下腹がぐっと縮んで吐く息をぐ〜っと押し出すわけです。集団的盛り上がりも感動を増幅します。自然に拍手が鳴り止まなくなります。知らないうちに素晴らしい呼吸法＝長く深い呼吸をして、気分良く会場をあとにするわけです。興奮して息もたくさん吸いますが、同時に息を思い切り吐くことで、リラックスもして発散しているのです。

過換気（過呼吸）症候群——パニック発作とは？

イベント的な場での盛り上がり（興奮して呼吸が激しくなる）による過換気＋大きく息を吐いて上体（頭や胸・みぞおち）がリラックスし、下腹は集中する＝楽しく夢中になれる呼吸のサイクルでは、うまくいけば（普通はうまくいく）日常の慢性的緊張が解除され、身心は解放・リセットされます。

一方、学校内やコンサート会場などで、何かのきっかけで過換気パニックを起こし、連鎖的に集団パニックになったというような報道が年に一度や二度はあります。集団的過換気症状だからニュースになりやすいのですが、個人がそうなる場合はもっとずっと多いことでしょう。２０１７年末の「紅白」では「欅坂46」のメンバーが過換気発作を起こして倒れたこともニュースになりました。また2018年5月新橋駅前で女子高生7人が集合時間に遅れて教師に叱られたことをきっかけに次々に過換気発作を起こして倒れたことが大きく報道されました。

すごくプレッシャーがかかったと思われる状況から、緊張と興奮（＝激しい呼吸）に耐えきれずに過換気発作を起こす。なんとなく分かるような気もしますね。

しかし一方で、睡眠中といったリラックスしているはずの状況で過換気発作を起こして救急搬送されたなどという場合もあります。両者はまったく正反対の状況下で起きていますが、緊張した身体（とくに胸）が脱力していく途中で起きるという意味では同じなのです。

そこであらためて「過換気症候群」とは、整体的に観るとどういう経過なのか？ 興奮が高まった状態、緊張が高まった状態から、身体の緊張がバランスを崩しながら（右側がゆるみやすく左はゆるみにくい）一気に解除されると過換気（パニック）症状を起こしやすい。10代などの若い女性はとくに身体同士が互いに共鳴しやすく「集団化」しやすいといえます。

なぜこんなことがいえるのか？

これまで過換気発作を起こしやすい人を随分観てきました。整体の現場でも胸の緊張がゆるんでいく途中で過換気発作を起こす人がいるのです。その中で過換気症状を起こす過程、症状がおさまっていく過程を、何度も観て、触れて確認しているからです。

整体とは、一言でいえば身体をゆるめて呼吸を深く自由にできるようにすることです。誰の場合も同じですが、基本的に身体がゆるんでいくときに、右半身と左半身のゆるみ方に時間差があり、右側のほうが先にゆるみます。

たとえば生理のときには骨盤がゆるんで広がりますが、生理の少し前に右側が広がり、左が広がり始めると生理が始まります。左側がうまくゆるまないと生理が遅れ、ゆるみ始めてもスムーズに広がらないと生理痛などの症状が起きやすくなります。

とくに胸の緊張が強い場合、右側がどんどんゆるむのに左側がゆるむのが遅れ、その左右の緊張度の落差がどんどん大きくなっていくときに過換気症状を起こしやすくなるのです。左胸もゆるんでくると、スーッと楽になっていきます。

この過程をくり返し観察していると、過換気症状に至る手前の軽い「症状」も見えるようになってきます。パニックのような激しい症状を起こすとき、同時に手足がしびれる、手足の力が抜けて倒れる、心臓がバクバクすることも多い。お腹や胸がすごく痛くなる場合もあります。これらの症状が軽く現れることもよく起きるのです。

胸の緊張がちょっと強いとき、胸がゆるみ始める（＝右胸がゆるむ）と手のひらがジーンとしてきます。手も足もジーンとする場合も多いです。胸やみぞおちがちょっと苦しくなることもあります。続いて左胸もゆるんでくるとジーンからシーンという感じに変わっていきます。

また睡眠中にガバッと目が覚める。追いかけられる夢や、どこかから落ちる夢を見てはっと目が覚める（落ちる夢はほとんど必ず目が覚めます）。こういう経験は多くの人がしているでしょう。ドキドキ感が残っている場合もあります。こういうことも軽い過換気症状と見ていいと思います。

下腹＝骨盤（集中の要《かなめ》）の呼吸運動

すでに序章でも、集中時の長い呼吸と下腹の働きについてお話ししましたが、下腹と一体の骨盤の動きを見ていきましょう。

胸や肩の呼吸運動とお腹の呼吸運動は一体のものです。上腹部が柔らかいほど横隔膜は動きやすく、下腹がギュッと縮むほど息を長く深く吐ける。この下腹の動きとは骨盤の呼吸運動そのものなのです。息を吸うときに骨盤は膨らみ、吐くときには縮む。簡単にいえばそういうことになります。とくに息を深く吐くためには、骨盤はぎゅ～っと縮まなければなりません。骨盤の動きの大きさ、滑らかさが深い呼吸の鍵です。

能動的な集中の3つのステップ

集中するという身心の動きを整理しておきます。

0．胸の中心（膻中）が意識下で生理的・身体的レベルの反射的な緊張・集中の反応をする。

胸の緊張が高まると、息を吸うときよりも吐くときに、緊張がより高くなります。
胸の緊張が高くなるほど呼吸は浅くなります。

1. 集中しようという意思が働くと、顎を引き、首を立てる。

呼吸が無意識的にも意識的にもできるのと同様に、首は、何かに意識を集めただけで反射的に顎を引く反応をしますが、意識的に首を立てることによって集中に向かうこともできます。

ただし、意識が過剰だと首に力が入りすぎ、みぞおちも緊張して呼吸が浅くなり、かえって集中は妨げられます。

嫌々集中するときや、緊張しすぎて「上がってしまった」ときのパターンはこれでしたね。

またある程度以上首が緊張すると、吸う息よりも吐く息のときに、緊張がより高まります。

2. 集中を高めようとすると、肛門（骨盤底）と口元が同時に引き締まり、背筋がぐっと伸びる。骨盤底をテコにして骨盤と下腹を引き締めながら、息を長く強く吐くことができる体勢になる。

吐く息が長くなると同時に、吸う息よりも吐く息に全身の緊張が高まるようになります。

「姿勢を正す」とはこの動きのスタート。意識的に集中状態に入ることができます。ただし骨盤底が緊張しすぎて固まってしまうと、次の、より高度な集中のステージ（＝骨盤上部が縮む）に入りにくくなります。骨盤底が固まらず、弾力を保つということが、さらに集中のレベルを上げられるかどうかの鍵になります。

3．高レベルの集中状態になると、余分な緊張をゆるめて骨盤底の弾力を保ちながら、骨盤の上部と下腹一体でギュッと強く引き締まる。

強く引き締まるほど呼吸は自動的に長く静かになり、〈呼〉と〈吸〉のあいだが滑らかにつながります。


1のステップと、その前の生理的・反射的レベルである0のステップはすでに説明しましたので、より能動的集中のステップ、2と3について詳しく見ていきましょう。

2と3は、本来ひとつながりの動きです。これは長く深い呼吸の動きそのものでもあります。

また深い呼吸は、下腹と骨盤（お尻）が膨らんだり縮んだりする力強い〝ボトムアップ〟の呼吸運動から生まれます。つまり、身心の集中と呼吸と下腹＝骨盤の動きは一体不可分のものといえるのです。

骨盤の呼吸運動と下腹の集中の動き

骨盤は動いているイメージがあまりないかもしれません。骨盤が呼吸とともに動くというよりも、実は骨盤の動きそのものが呼吸の深さをコントロールしているといったほうがいいのです。

アコーディオンの蛇腹をイメージしてみましょう。息を吸うときは蛇腹（＝骨盤）の上のほうを膨らませ、下のほうをすぼめます。息を吐くときは、上のほうをすぼめていくと同時に、下のほうはゆるんで少しだけ広がるように動きます。リラックスしているときは骨盤（蛇腹）の底部もゆるみ気味ですが、緊張あるいは集中しようとすると、息を吐くときに骨盤（蛇腹）の底部は縮んで、その縮んだ底部をテコにして上部が力強く縮む動きをします。実際のアコーディオンでも、テコの動きで無駄な力を使わずに空気を強く押し出すことができる（と思います）。

さて本物の骨盤はもう少し複雑です。一つは左右の動きのバランス。もう一つは上下の動きのバランスです。

まず左右の動き。

アコーディオンの蛇腹は片側からしかほとんど動かしませんが、骨盤は左右両方が同時に動きます。またさらに、骨盤には左側のほうが縮みやすく、右側のほうが縮みにくいという特性があります。

楽しいこと、進んでやりたいことに集中するときは左右が同じように縮みやすいのですが、逆に、辛いことに嫌々集中しなければならないようなときは、とくに左は縮んでも右側が縮みにくくなりやすいです。

嫌々ながら頑張ると、骨盤がいわば〝片肺状態〟になってしまいやすいわけですね。さらに骨盤を中心に全身にわたって右半身と左半身の緊張に落差が生まれ、どこかに痛みや違和感が出て気分が良くなくなる。充分な集中になりにくいし、しかも疲れるのです。

たとえばお世辞笑いがどうしても引きつり、左右差が大きくなりやすいのも同じ原理です。腹の底から笑うときは、笑顔が左右対称になるのです。そういう笑顔は見ているだけで和《なご》みますね。

骨盤の左右がバランスよく動く＝本当によく集中する、深く呼吸するためには、なにか面白いとか、意欲が湧く必要があるということですね。

そしてもう一つ、上下の動きのバランスです。

何かにぐっと集中しようとするとき、ストレスがかかったとき、骨盤底はぐっと縮んで〝気合を入れよう〟とします。骨盤底が〝気合〟の起点になります。集中するということは、この骨盤底の縮みをテコにして、骨盤上部を（下腹も一体で）ぐーっと縮めながら、息を長く吐くことです。

ところがあまりにプレッシャーが強かったり、頑張る意識が強すぎたりすると、骨盤底が強く縮みすぎて固まってしまう場合があります。そうすると扇の要が硬くなった状態に似て、動き（＝呼吸）がスムーズでなくなります。呼吸がギクシャクすれば身体の動きも、頭の働きもギクシャクします。つまり骨盤底はギュッと縮みながらも、要として機能するための適度な弾力もあわせて必要なのです。

この骨盤底の適度な緊張とリラックス、なかなか配分が難しいのです。プレッシャーが大きい場合は確かに難しそうですが、分かりやすくもある。もっと難しいのは、「入れ込みすぎ」の場合です。絶好調感があったり、張り切りすぎていたりといった、興奮が高まりすぎている場合も、プレッシャーに押しつぶされて固まっているのと同じように、骨盤底が固まってしまうことがあります。本人的には絶好調なのに、ギクシャクしたりフワフワしたり「空回り」したりしてしまうのです。興奮して呼吸は大きくなっているのに息が吐ききれず過換気状態になったり、〈呼〉と〈吸〉とのあいだが滑らかに転換せずにギクシャクして、「フロー」が悪くなるのです。

女子アスリートのパフォーマンスと生理のリズム
奥野《おくの》俊一《しゅんいち》さんに訊《き》く

女子アスリートのコンディションと生理のリズムとの関係について、近年大きく取り上げられるようになり、研究が進みました。

２０１３年に発表された国立スポーツ科学センター（ＪＩＳＳ）の女子トップアスリート二百数十人のアンケート調査によれば、生理中と生理前数日間に「コンディションがやや悪い〜悪い」という回答が半数以上を占めたとのことです。医学面からは、性ホルモンの増減のリズムで説明されているようです。

すでに見てきたように、集中を高めるためには骨盤が縮む必要があります。骨盤は（1）生理の数日前から右側がゆるみ始め、（2）生理の開始とともに左側もゆるみ、（3）生理の終わりにギュッと縮み、（4）排卵後少しゆるむ、というリズムがあります。

集中を高めるために長く滑らかな呼吸を保つためには、（3）の生理後〜排卵のあいだは骨盤が最も縮みやすく有利に働くといえます。（1）右側がゆるむ生理前、（2）両側がゆるむ生理中は、骨盤を縮めて集中体勢になるのが難しくなるわけです。

そのことについて、バスケットボール女子と男子、両方のトップチームの指導を経験してきた稀有な指導者であり、NBAのTV放送での〝現場感覚〟あふれる名解説者、奥野俊一さんにお話を伺いました。

女子アスリートのコンディションと月経周期の関係についてアカデミックに研究されるようになったのは最近ですが、実はトップレベルの指導者のあいだでは半世紀くらい前からすでに知られていたそうです。

月経周期によるコンディションの波は確実にあるそうです。とくに集中力、瞬発力が変化する。ただし一方で、トップ選手になるほどその波をうまくこなしてコンディショニングできる選手が多くなるということでした。

お話の中でもう一つ興味深かったのは、**チームとしての集中状態の波の幅が、男子よりも女子のほうが圧倒的に大きい**ということでした。結果として女子チームの試合のほうが〝大番狂わせ〟が起こりやすいというのです。指導者側からすると、良くも悪くも〝想定外〟が多く、ゲーム展開の予測が大変難しいのですが、逆に**一気に世界のトップに駆け上がるといった可能性も女子のほうが高い**のだそうです。

若い女性同士は、身心のコンディションが互いに共鳴しやすい。「過換気症候群」の項でも触れましたが、集団パニックを起こすのはだいたい10〜20代の若い女性たちです。一緒に生活していると生理の周期が似てくるのもよく知られています。生理の波だけでなく、さらにより微細な身心の波が共振して、個人を超えてチームとして集中する〝集合的ゾーン〟、さらにはその中で独りだけでは到達できないような〝ゾーン〟の高みに個々が到達する可能性もあるのだと思います。

最近、最高の集中状態のことを「フロー」とか「ゾーン」と呼ぶのをよく聞くようになりました。とくにスポーツでは「ゾーンに入る」という表現をよく聞きます。

また、集中への意欲が高いほど集中が高まるわけでもないというところが、繊細かつ難しいところです。意識のありようと呼吸と骨盤底の動きがどう絡むのか？「ゾーン」の側からも見てみましょう。

〝ゾーン〟の呼吸を初めて目撃した——橋本《はしもと》一子《いちこ》さんのライブ

私が初めて高度の集中状態と呼吸の関係を目の当たりにしたのは、橋本一子さんのライブでピアノ演奏を観ていたときのことでした。演奏がどんどん盛り上がり、音楽もご本人の雰囲気も「神がかった」としかいえないような空気感の中、ふと気がつくと、演奏者の呼吸がずっと止まっているかのように見えたのです。

ご本人にも集中状態の呼吸について訊いてみました。呼吸について意識的にコントロールするわけではないが、たまたま気がつくと、呼吸がずーっと止まっていたように感じることがあるとのことでした。また演奏が終わったところで本当に息が上がってハアハアしたこともあるので、こういうときは本当に息を止めていたのかも知れないと思っていたそうです。

そこで、演奏直後に息が上がる感じになったときの状況をよく振り返ってみてもらいました。すると、高い集中を要求される緊張度の高い状態での演奏の場合に、そうなりやすいとあらためて思い至ったそうです。

そういう場合は集中するために、本当に長〜く息を吐き続けているのでしょう。逆にいえば息が止まっているようにも感じる高度に集中した演奏でも、演奏直後に息が上がるわけではない場合は、息を止めているように見えても多くの場合は長い〈呼〉と、見えないくらい滑らかで短い〈吸〉という、本当に微細で滑らかな呼吸になっているのではないかと思います。

橋本一子さんのライブ。見た目にも「神がかり的」集中状態に入ると、音楽の定型的な枠組みをどんどん超えて盛り上がっていく。聴いている側もどんどんその空気に引き込まれていく。それはとてもスリリングで魅力的です。

でもそれは、ご本人的にはまだ見せかけ上の〝ゾーン〟であって、まだ目指す領域とはいえない。音楽的流れに乗っているはずなのに、どんどん「暴走」してしまう状態、むしろ興奮過剰になって「やっちゃった感じ」なのだそうです。

じつは、もっと静かで高度なゾーンの領域があるというのです。意識のコントロール領域から、静かに流れるような空間にポンと入る。そこからはどんどんその流れに乗って、その中から自動的に音楽が生まれていく、それを静かに観ている自身がいる感覚だといいます。この〝静かなゾーン〟に入る瞬間は、あくまで意識するより先にスッとやってくる。

また、演奏直前の時間帯に、集中を高めるための特定のルーティーンはなく、これから「集中するぞ」というより、ただリラックスする。むしろダラダラする感じにすらなるのだそうです。とくに意識して呼吸を整えるわけでもない。

そこであらためて、演奏の集中へのプロセスの中で、とくに呼吸と関係する部分がないか？　ミュージシャンの藤本敦夫《ふじもとあつお》さんに、お話を伺ってみました。

藤本敦夫さんの集中のプロセスとゾーン感覚

「これまでの経験の中でいえば、たとえば演奏の直前、もし遅刻しそうになったとしても、走らない。集中するためにあえてゆっくり行く」
「これから」というときには、何事もなくても脈拍も呼吸も速くなりやすいので、もし直前に走ったりすれば、脈が速くなりすぎ、呼吸も乱れて、演奏のときに集中することが難しくなってしまうそうです。

集中するためにとくに呼吸を整えるという意識ではないが、ゆったりリラックスするという感覚で、速くなりすぎがちな呼吸と脈拍を鎮めていくことが経験的に身につけてきた集中のためのプロセスということになりそうです。

またゾーンに入ったときの感覚は「時間感覚が変わってスローモーションに感じる、すごく静かな世界になる」という感じだといいます。

いずれにしろ、演奏中に呼吸を直接意識するようなことはないそうですし、ゾーンそのものが意識的に入るものではなく、高度に能動的でありながら、ポンと自動的に入るもので、意識はむしろ邪魔だといいます。音楽的な決まりごとについても、ゾーンの中では、意識することなく、まったく自由に自動的に流れていく中で、結果として音楽になっていく感覚なのだといいます。

意識よりも深く、速い、身体領域に下りていく、そこに音楽が生まれる。この感覚

は音楽以外のジャンルでの高度な集中＝ゾーンでも、同様なのではないかと思うのです。

また、橋本・藤本両氏とも、一緒に演奏するメンバーや、その時々の条件によっても大きく影響を受けるといいます。確かに、独りですべてをコントロールできるはずのものでもないわけです。考えてみれば、音楽は演奏者同士のあいだに生まれ、同時に演奏者と聴衆のあいだに生まれるという性格をもともと持っているわけですから当然ですね。

これは人と人とのあいだに起こるケミストリー、コミュニケーション全般に通じることのような気がします。

ゾーンに入る瞬間と眠りに落ちる瞬間

意識のコントロールから離脱したところで成り立つ〝ゾーン〟にポンと入るプロセス、まったく正反対のプロセスである意識から睡眠に入る瞬間にも似ています。眠りに「落ちる」瞬間は意識することができません。不眠症のような場合、眠ろうと懸命に意識するほど眠りから遠ざかります。覚醒から眠りへの移行の〝間《ま》〟は、眠くなったときはもちろん、まったく眠たくない状態からの場合でも、つねに〝無心〟なのです。

呼吸、脈拍を落ち着かせ、身体をリラックスさせる、眠くなるまで待つなど、人それぞれに身につけた眠りに至る手前までは、ルーティーンがあったりします。それでも、眠ろう！という意識は眠りを遠ざける。眠ろうと努力する意識を捨てるほうが、むしろ眠りへの近道になるわけです。

止まっているかのような長い呼吸（＝集中）と本当に止まるときの違い

集中と呼吸の関係について、あとあとだんだん分かってきたのは、高レベルに集中しているとき、呼吸は止まっているのではなく、長く静かに滑らかに息を吐き、ごく滑らかにかつ短めに吸い（吐ききると自然に息は入る）、動きとして目に見えないくらい滑らかに呼吸しているのだ、ということです。

整体の現場の経験の中でいうと、本当に胸や骨盤の緊張が強すぎて、息を無意識に止めてしまう、あるいは息が詰まってギクシャクしてしまう人がいます。息が本当に途中で止まれば、身体が硬直してしまいます。とても良く演奏したり、良く運動したりできるような状態ではありません。逆に**本当に長く滑らかに息を吐き（本人の自覚としては止めている感じのこともある）、高度の集中をするためには、リラックスも充分に高度である必要がある**のです。

フリーダイビングの競技などで「10分近く息を止める」ような場合も、全身を完全に脱力し、同時に意識も「空っぽになる」ことが必須だということです。息を止めようとする意識そのものが邪魔になるわけですね。しかもブラックアウトすると失格ですから、静かに自分を見つめる意識だけは持っている。ほぼ瞑想の行《ぎょう》ですね。

本当に息が止まる「睡眠時無呼吸症候群」の場合

肥満が原因で気道が狭まって睡眠中に呼吸が止まりやすくなるというのが「睡眠時無呼吸症候群」の一般的イメージですが、太っていなくても睡眠時無呼吸になっている人がいます。

睡眠中にたびたび無呼吸になる人は、基本的に睡眠不足状態ですから、整体中にすぐに眠ってしまいますので、比較的軽い症状でもすぐに分かります。いびきの途中で呼吸が止まるということが、整体の最中にも頻繁に起こります。

そういう場合、深く長い呼吸とどう違うのかがよく観察できます。深く長く息を吐いていると、一見息が止まっているようなこともありますが、よく見れば微かに静かに息を吐いていています。息を吸うときも滑らかで静かです。本当に止まっている場合は、止まっていた状態から一転して息を吸い始めると、しばらくは、息が短くハアハア荒い呼吸が続きます。

本当に止まっているときと、止まっているがごとく滑らかで静かな呼吸は、実際に目の当たりにするとまったくの別ものなのです。

睡眠時無呼吸症候群は、喉で息が物理的に詰まるのが原因とされています（脳に原因がある一部の場合を除いて）。それはもちろんその通りなのですが、整体的に全身のバランスを観ると、同時に胸の一部や骨盤にも動きの硬さがあります。詰まっているのは喉だけではないのです。

みぞおちの周りが張り、胸の下のほう（第7〜9肋骨）が硬く、骨盤の左右の腸骨の前後方向の動きも硬くなっています。いずれも身体を左右に曲げる動きの柔らかさ、左右の重心移動の滑らかさに関わります。首をかしげたり、身体を横に傾けたり、片側に体重をかけたりすると緊張がゆるみます。実際、少し枕を高めにして横になると、いびきが止まりやすくなります。

硬くなっている胸の下部をゆるめる（腸骨の動きとも連動するので腸骨から胸の下部をゆるめることもできる）と、呼吸が滑らかになり、いびきも軽くなっていきます。

つまり、腸骨（骨盤）－胸下部（横隔膜）－喉（上気道）の呼吸運動は連動していることが観察できるわけですね。

整体の現場で観た小川美潮《おがわみしお》さんの長～い呼吸と集中

呼吸の長さを間近で観て驚いたのは、歌手・小川美潮さんの場合でした。整体の中で身体がどんどんゆるんでいくのと並行して、どんどん吐く息が長くなっていく。

整体の術者側からすれば、相手の身体をゆるめ、呼吸を深くしていくためには、術者側の息が長く滑らかな必要があります。身体の応答が自在になるのは基本的には息を吐いているあいだです。どの方向にも羽根のように軽くふわっと動ける姿勢の自在さが大切です。〈呼〉と〈吸〉のあいだに羽根のように軽く応答することが、相手の呼吸を深くする＝〈呼〉と〈吸〉のあいだをふわっと広げるわけです。

ところがこのときの小川美潮さんの呼吸は、こちらの息が追いつかないくらい異常に長いものでした。普通は、よくリラックスして呼吸が深く長くなるといっても、一息が数秒から数十秒の範囲ですが、このときは（測っていたわけではないですが）分単位ではなかったかと思うくらいです。

こういう特別な例（小川美潮さんはもともと異常な息の長さなのでまたさらに特殊だと思いますが）についても、どういう場合に起きるのか、あとあと経験を積むことでだんだん分かってきました。身体の勢いや集中力に月単位や年単位の長い波がありますす。その波の上げ潮のとき、どんどん勝手に集中力が上がっていくようなときに起こりやすいのです。身体が一息ついてリラックスし、リセットされるために、それだけ長い息が必要なのです。

つまり、どんどん集中度が高まっていく大きな波の中で、息を深く吐ききって、深くリラックスするほど、さらに集中度がより深くなっていく。呼吸が深く滑らかになっていきながら、集中の裏側のリラックスも深くなっていくというわけです。

逆にいえば、長い息がつねに必要なわけではなく、長さよりも**一番大切なのは、**

〈呼〉と〈吸〉のあいだのふわっとした、**身心が完全脱力する瞬間です。そのために呼吸の長さが必要な場合がある**ということです。呼吸法にもいろいろメソッドはありますが、基本は**息を長く吐くことで、吐ききって、ゆるみきる瞬間を導入することがキモ**だと思います。

あらためて今、このときの術者の側としての私の呼吸について考えてみると、相手の呼吸の特別な長さに気がつくことで、自分自身の呼吸をつい意識してしまった結果、かえって呼吸が乱れてしまったのだと思います。

ふだん整体中に自らの呼吸を直接意識することはあまりない（意識するとかえって余計な力が入ってしまう）のですが、たまにふっと自分の呼吸に気がつくことがあります。そのときは「呼吸をしていない」ようにも感じます。何かが勝手に流れているような、静かな感じです。でも本当に「息が止まっている」のとは違うのです。

呼吸の動きにそのまま添うように感じていると、微かにゆったりとお腹が動いているのをふと感じとることができる場合があります。それは、どのタイミングでも吸うことも吐くこともできるような自在な呼吸の相なのだと思います。

私はふだん整体以外のときは長い呼吸をしようとしても、1分も保ちません。やはり整体に集中する流れの中で、ゆったりとした自在な呼吸が、とくに意識することなく自然に生まれているのでしょう。

どういうときに、深い集中（無心）と長く深い呼吸が生まれやすいか、人それぞれに得意領域があるわけですから、そこを活かすのが〝本筋〟でしょう。何かに没頭しているとき、無心になれているとき、おそらく誰もがそういう呼吸になっているのだと思います。

小川美潮さんのゾーン感覚

小川美潮さんにもゾーン感覚について訊いてみました。

「会場の外側の空間まで、ずーっと見通せるような広々とした感じ。解き放たれた感じ」「軽い感じ。不安がなく、静かでゆるぎないような感じ」「ライブのあと2日間くらいは充実感・元気が続く」

絶好調な感じ（興奮しすぎ）はかえって良くなくて、ちょっとしたハードルの高さと、少しのわくわく感が混じったような感じのときに入ることが多い。バンドの反応、お客さんの反応にもかなり左右されるともいいます。

意識的に入ることができないのは、やはり共通点です。入るときは、スーッと入っていくという感じだそうです。20〜30代の若い頃にはほとんど経験できず、40代以降になってから入ることが多くなったそうです。若いときのほうが興奮しすぎて空回りしやすかったのではないかということでした。

自分だけでなくバンド、観客とケミストリーを起こしながら集中の高みへ向かう。これが音楽の深みであり、本当に〝息が合う〟ということなのだと思います。〝息が合う〟とは、タイミングやリズムが合うことを含めて、身体の奥深くから共鳴するということではないかと思えてくるのです。

アスリートのゾーン

フィギュアスケート選手の羽生結弦《はにゅうゆづる》は、逆転優勝した2017年の世界選手権のインタビューで、「自分が風や川の中にドプンと入っているような感覚、何か、自然の中に入り込んでいるような感覚がすごくあった。一種の、すごくいい集中状態だった」と述べています。そしてさらに続けて、次の試合に向けて、「世界選手権から期間が短い。精神状態的には、せっかくいい状態が残っているので……（集中状態の再現方法を試す）貴重な機会になると思っています」（「王者羽生の〝究極の集中〟世界選手権の大逆転劇」朝日新聞　2017年4月11日　傍線部分は筆者）と答えていました。しかし次の試合は羽生結弦としては〝ゾーン〟に入れたとはいえない結果でした。意識的に高度な集中をすることは、オリンピック連覇の超一流アスリートにしても、やはり難しいものなのです。

スピードスケートの清水宏保《しみずひろやす》も〝ゾーン〟に対してとても意識的なアスリートです。

鼓動が凄い速さで動き出しても、無理に違うことを考えてリラックスしようとしたら、絶対にダメなんです。（中略）それを落とすのはやっぱり、身体のことを考えなければならないんです。（中略）ある瞬間ストンと、緊張している状態からリラックスした状態に入れる。（中略）ドドドドだったのがドッドッドッになり、ドーンドーンになる。（中略）そこからゆっくり動き始める。

（吉井妙子『神の肉体 清水宏保』新潮社）

ゾーンに入っていく瞬間は「ストン」と無心なのです。

元メジャーリーグ投手長谷川滋利《はせがわしげとし》も「クレバーな投手」といわれただけあって、〝ゾーン〟についてとても詳しく語っています。ただし、1㎜のズレも失敗につながるフィギュアスケートや100分の1秒を争うスピードスケートなどのような異様に研ぎ澄まされたゾーンと少し違うのは、〝勝負〟の回数が多いことです。野球の「中継ぎ投手」は、連日登板しなければなりませんから〝極限値〟だけでなく、〝平均値〟も求められます。普通のものごとに対する集中に少し近い感じがして参考になりやすいといえます。

まず〝ゾーン〟の「無心」について、「果たして意図的に『無』の状態を作ることが出来る人間はいるのだろうか（中略）僕個人は絶対に出来ないと思っている」「僕の経験からいうと、全体における無の状態になれる割合は10〜20％くらいだと思う」（長谷川滋利『チャンスに勝つピンチで負けない自分管理術』幻冬舎）といいます。

ゾーンに向かうための具体的なプロセスについては「ある程度のテンションを保ちながら、それでいて自分の感情をコントロール出来るほどの冷静さを保てる心拍数を探すのだ」「僕の場合、マウンドに向かう時は、1分間に120程度の脈拍数が最適である」「心拍数が１５０を超えているような場合は、落ち着いて、ゆっくり腹式呼吸をする。そうすると心拍数は下がっていく」。ただし、呼吸法に頼りすぎてしまうのもだめだという。「個人の最適な心拍数に合わせようとしても、ならない時もある。（中略）その時は自分の置かれた状況にアジャストメントして、80％の力でベストの状態になるようにしていけばいい」（同）

呼吸法を万能視するわけでもなく、とてもクールです。体調の波もモニターしながら、波に逆らわず、無理にテンションを維持しようとせず波に沿ってほぼほぼでいく。簡単とはいえないにしても、集中力を発揮する上で、現実的な考え方だと思います。

武術と呼吸——三《み》代《しろ》正《まさ》廣《ひろ》さんに訊く

剣道では、昔から息を吐ききって〈吸〉に移る瞬間に隙が生まれるといわれます。空手と太極拳両方に深く通じていらっしゃる得難い指導者・三代正廣さんに、空手の実戦（組手）での呼吸について伺ってみました。

「意識的に相手の呼吸の隙を突く」ように意識することは、実践的ではないということでした。意識でコントロールできるような動きでは隙は突けない、実際には本能的・無意識的動きでなければわずかな隙を突くことはできないといいます。

激しい修行をしていた若き頃の逸話です。空手の弟子たちが「(三代さんの)不意を突いて襲ったらどうなるか、試してみよう」ということになったそうです。実際「襲撃計画」は決行されましたが、三代さんがあっという間に襲った側の有段者数人を倒してしまった。

そのときどういう意識状態だったのか、伺ってみました。「何をどうしたのかまったく覚えていない。不意を突かれるほど、無意識に反応する」というのです。それだけ本能的な状態に研ぎ澄まされていたのでしょう。その後、お弟子さんたちは、合宿中に仮眠している師を起こすのに、手で触れると反射的に手足が飛んできて危ないので、長い棒でつついて起こすようになったそうです。

そんな弟子たちを叱らないおおらかさとともに、「人間枠」を超えた、野生のフィールドにある〝生死《しょうじ》の勘〟。三代さんのお話を伺っていると、そういう空気に接している気がします。

また組手中の自らの呼吸のあり方については、そもそも相手に見えてしまうような荒い呼吸ではダメで、呼吸が相手から見えないような状態は、必要だといいます。**激しい動きの中でも、相手からは察知できないような、静かで滑らかな呼吸であることが、集中と一体のものになっている**といえそうです。

武術太極拳の指導者、楊式《ようしき》太極拳現役トップ選手でもある奈良《なら》英治《えいじ》さん（2014〜19年全日本優勝）にも、太極拳の動きの中で呼吸はどのように意識されるのか伺ってみました。呼吸を意識することで、かえって動きが不安定になることもあり、むしろ動きを磨くこと、姿勢のバランス、下腹の充実を意識することで自然に呼吸が深くなるということでした。

〝ゾーン〟についても伺ってみました。試合中よりもむしろ独りで、套路《とうろ》（空手でいえば型）に集中しているときに意識が飛んでいることがあるといいます。套路のはじめと終わりだけに意識があり、途中がすっぽり飛んでいることがある。不審に感じて時計を見ると時間はいつもと同じように経過しているというのです。

吉永《よしなが》麻里子《まりこ》さん（武術太極拳指導者、太極剣2004〜19年全日本優勝）にも伺いました。試合の途中で動作の手順の意識がまったく飛んでしまったことがあるそうです。それと同時に、会場の観客の顔が異様にリアルに見え、音が遠くから響くように聞こえる、という感覚になった。そのまま意識を放棄、身体は意識のコントロールが外れたまま流れるように動いて、演技を終了し優勝という結果になった、とのことでした。

いずれの場合も、**高度に集中する中で、コントロールの意識も高まっているはずだが、その高みで、不意にコントロールの意識が外れる。集中の高みが極まれば、意識を超える**のだと思います。

ここまでのインタビューさせていただいた中で、とくにアーティストと武術家は、まったく別の分野の人たちといわれるのが普通でしょう。しかし、実際に接すると大きな共通点を感じます。〝野性〟です。アーティストは繊細と思われがちですが、そのもとにあるのは圧倒的野性であるというのが私の実感です。

一流アスリートでも、高度な集中はなぜ難しいのか

一流のアスリートでなくても、普通の人が、たとえば大きな事故に出遭ったときに「眼の前のことがスローモーションになって細かい動きまでくっきり見えた」「世界がシーンと静まり返った」など、明らかに〝ゾーン〟に入った経験を耳にすることがあります。大きな危険に遭遇したときに、本能的にゾーンに入ることがあるということでしょう。意識よりも〝無心〟の判断・決断、身体の動きのほうが速いのです。

一方、意図的に高度な集中をしようとするほど、無心＝ゾーンは難しくなります。身心が流れるごとく最高の働きをする〝ゾーン〟に入るには、むしろ意識は阻害要因になります。集中のレヴェルを上げようとするほど過剰な意識が働きやすくなります。意識しすぎて上体に余計な力が入れば、下腹の集中を妨げることになりやすい。

また高度な集中の準備態勢に入るとは、骨盤底が強力に縮むということです。興奮しすぎ、入れ込みすぎても骨盤底が固まってしまい、骨盤上部が大きく縮む高度な集中のプロセスを妨げます。強力に縮みながらも、全身の余分な緊張をゆるめて骨盤底

の可動性を保ちながら、ある瞬間から無心の領域に〝なだれ込む〟のです。

高い技術、高い集中力を持つ人ほど、より高い集中に入ろうとする。そこにジレンマがあります。超一流アスリートでも、あるいは超一流であるからこそ、ゾーンは狙って入るのは難しい。意識的集中のある段階以上のステージには、流れ、勢いで入るものなのです。調子が良すぎて〝狙いにいく〟とかえって失速してしまったり、コケたりすることが多いのもそこに意識では入れない領域があるからです。

むしろ、**今一つの調子だったり、何か障害があったりするほうが、余裕がない分だけ余分な〝欲〟も力も抜けて、最高のパフォーマンスになることが意外に多い**のはこのためです。「完璧なコンディション」と感じているような場合、すでにテンションが上がりすぎている＝骨盤底が縮みすぎている場合が多いのです。

高度な集中を体現しようとするほど、意識と集中のあいだにはジレンマが起きるわけですね。

整体の場合も、最もコアなプロセスは〝無心〟の中にあります。意識が最も端的に表れるのが指先です。指先－手の力が完全に抜けているのが理想です。ところがこれがなかなかどうして、何年やっていても、集中するほど知らないうちに手先に力が……日々初心に帰らなければならないのです。

整体でも最も肝腎なところは〝無心〟な動き＝〝間《ま》〟

これまで現場では、呼吸を感じたり観たりすることはつねにしているのですが、あえて呼吸の長さを測ったり、回数を数えたりすることはありませんでした。「まえがき」にも書きましたが、本書を書くにあたって、少しちゃんと客観化してみることも必要かと思って、呼吸を数えてみることにしました。

ところが実際にやってみると意外なことが起きました。整体しながら、30秒または1分間、ただ相手の呼吸を数えるという極めて簡単そうなことが難しいのです。呼吸を数えているわずか30秒ほどのあいだに、カウントが行方不明になる。本当に眠くなることもあるのですが、意識は連続しているつもりなのに、どうも、眠りに落ちる瞬間のように意識が飛ぶのです。

これは呼吸を数えてみようとして初めて分かったことです。整体中、意識が失われている〝間〟がある。ここで何が起こっているのか？

あらためて整体中の意識の流れを調べなおしてみると、〝呼吸を観ている〟といっても、呼吸を区切って観ていないようなのです。呼吸の波に乗って、あるいは波に寄り添って一緒に揺れるように観ている感じです。数えるという〝区切る意識〟は、10カウントもしないうちにいつのまにか溶解してしまう場合が高確率で起こる。むしろ数えようとすると、余計に数えられないようにすら感じます。

多くの人が経験したことがあることでいえば、赤ちゃんを寝かしつけようとして、添い寝をしていて、親のほうが先に寝てしまうことに似ているかと思います。眠っている赤ちゃんの呼吸はゆらぎが大きく、呼吸が止まっているかのように長く、あるいは微かな呼吸をしていることがあります。赤ちゃんのほうが当然おとなよりずっと無心で、滑らかで深い呼吸です。**呼吸そのものに共鳴作用あるいは引き込み作用といったことが内包されているのではないか**と思うのです。

そして深い呼吸は〝無心〟=完全な脱力を生む。フィルム映像のコマとコマのあいだ、カットとカットのあいだのように、〝間〟=無（=完全な脱力）が動きを生み、身心は刻々と変化し、躍動する。

集中するための深呼吸とは？

まず、鼻から吸って鼻から吐くか、鼻から吸って口から吐くかという問題について、自分の身体でちょっと検証しておきましょう。

みぞおちと、へその中間あたりに、指先で軽く触れて試してみましょう。

呼吸の動きが最もよく見えやすいポイントでもあります。あまり緊張しすぎていたり、テンションが下がりすぎていたりしなければ、通常は息を吸うときにお腹が膨らんで力が入り、吐くときにへこんで力が抜けるポイントです。

口から吐くときのほうが鼻から吐くときよりも、触れているポイントがへこみにくい感じがすると思います。

リラックスしたいときは鼻から息を吐き、集中したいときは口から息を吐くのが自然です。

意図的に呼吸をしようとすると、だいたいの人が鼻から吸って口から吐きます。無意識のうちに集中しようとしているわけですね。集中力を身につけた人ほどそうなります。**リラックスしたいときには、鼻から吐くように、ちょっと意識しておいたほうがリラックスしやすくなります。**

とくに意識しなければ、その時々の必要に応じて身体が自然に、鼻と口のどちらから吐くかを選択しますから問題ありません。

アスリートの深呼吸——唇に注目

テレビで様々なスポーツ競技を見ていると、試技直前、スタート直前に大きく深呼吸する様子がアップになることがよくあります。大きく息を吸ってから、口から息を吐いています。そのときの唇の動きを見ていると、唇をややすぼめているのが分かります。

唇をすぼめていると、息を長く充分に吐きやすくなります。息の出口を細くして息が出ていくのをコントロールする意味もありますが、もう一つ、緊張して硬くなっている唇の筋肉をゆるめるのと同時に、縮みすぎやすい骨盤底もちょっとゆるめて弾力を持たせる働きもあります。唇と肛門という消化管の入り口と出口は連動するのです。

集中するときに、唇を尖らせたり、逆に唇を内側に巻き込んだり、唇のあいだに舌を出したり、どれも唇の緊張をゆるめ、同時に顎や首の余計な緊張をゆるめるための〝工夫〟になります。自然にどれかのパターンを身につけている人が多いのですが、意図的にすることでも、余分な緊張をとることができます。

集中のプロセス　まとめ

あらためてもう一度、集中のプロセスを整理すると、
0. 胸の中心（膻中）が反応（緊張・集中のスイッチが入る）。
1. 集中しようという意思が働くと、顎を引き、首を立てる。
2. 集中を高めようとすると、肛門（骨盤底）と口元が同時に引き締まり、背筋がぐっと伸びる。骨盤底をテコにして骨盤と下腹を引き締めながら、息を強く長く吐くことができる体勢になる。
3. 高レベルの集中状態になると、余分な緊張をゆるめて骨盤底の弾力を保ちながら、骨盤の上部と下腹一体でギュッと強く引き締まる。強く引き締まるほど呼吸は自動的に長く静かになり、〈呼〉と〈吸〉のあいだが滑らかにつながる。

0〜2のプロセスは反応が強すぎたり、過剰に意識したりすると、3の高い集中を妨げることになる。

身体のバランスという面から整理すると、上体の完全な脱力＝姿勢の自由にともなって下腹の引き締め＝骨盤の引き締めが可能になる。

よくいわれる「肩に力が入りすぎる」（＝余計な緊張＝集中の邪魔＝吐く息を制限する肩の周りの緊張）とは上体の余分な緊張を意味しています。「肩の力を抜け」とは上体をリラックスさせようという意味になります。

集中するための「深呼吸」

息を吐くとき肩を下げながら脇を締め、肩甲骨を引き寄せる（肩が上がるとみぞおちは緊張、肩が下がるとみぞおちがゆるむ。肩甲骨は骨盤と連動して開閉する）。

さらに下腹で呼吸する＝骨盤を大きく開閉させることで強く長く息を吐くということになります。

お腹の力のバランスという点から見れば集中時もリラックス時も、

1．みぞおちが〈吸〉でも〈呼〉でもゆるんでいる（ズブズブにゆるんでいるほどよい）。
2．みぞおち－へその中点が〈吸〉で力が入り、〈呼〉で力が抜ける。
3．下腹の中心（へそ－恥骨の中点）は〈吸〉でも〈呼〉でも力が入って抜けない。
という状態がよくリラックスし、よく集中できるバランスです。

呼吸が深くなっていくプロセス――整体の現場で

首や肩、胸や腰、手足すべての動きにつながりがあり、身体のどの部分の余分な緊張も、呼吸を抑制することになります。呼吸を妨げる身体の緊張（＝呼吸を邪魔するもの）を一つ一つ、場合によっては一気にゆるめて、呼吸を自由に深くしていくのが整体の具体的プロセスです。

まず、最初のアプローチ。すぐに身体に触れてもいいのですが、私はまず間合いをはかって、お互いのあいだに反応が起こるのを待ちます。首や背中が温かくなり始める場合が多いです。手のひらがジーンとしてくるのもよくある反応です。ビリビリするような振動を感じる場合は興奮が強い（過換気的緊張がある）場合です。術者側も受ける側も基本的には同時に反応し、反応を感じるようになりますが、感じ方にズレがある場合もよくあります。

身体に起こるこのような共鳴的反応は、どちらの身体に起因するものかは明瞭ではありません。また反応をどう感じるかという感受性も人によって差があります。基本的に術者側の身体の反応で経過をモニターしつつ、呼吸の動きを追っていきます。

最初のアプローチで、座った姿勢で背中側から呼吸を観察していると、一部の背骨が呼吸とともに前後に動くのが見えてきます。一個だけ動き始める場合もあれば、何個かまとまって動き始める場合もあります。人により、時により、どこから動き始めるか異なりますが、背中の真ん中より上から動き始めて、それから腰のあたりが動いてくる場合が多いです。敏感に反応しやすい背骨があるのです。

目指すところは、全身が一つの袋のように一体となって呼吸運動をすることです。

次にうつ伏せの状態で背骨、骨盤をゆったり少し大きめに揺すってみます。このときよくリラックスできているところは、軽く柔らかく揺れ、緊張したり疲れが溜まっていて硬くなっているところは、重くて揺れません。またこのときに、うまく揺すると、それだけでどんどんゆるんで軽くなっていくこともあります。

さらに今度は一旦手を離して間をおいてから、手を近づけてみて、手の力が抜けてふっと触れやすいところ（＝反応が敏感なところ）からアプローチしていきます。呼吸が深くなるのを見ながら、さらに動きの鈍いところ、重いところをゆるめていきます。多くの場合、骨盤底の左側が最もゆるみにくいところになりますので、そこがゆるんでくれれば呼吸はまずまず深くなっていると見ます。

このプロセスの中で、身体の反応が強くなるたびに、術者の手先には自動的に力が入ってきます。力が入ってしまうと、そこで身体の反応の流れが停滞します。気がつくたびに触れる角度や術者の姿勢を微妙に変えてゆるめていくことで、相手側の緊張もほぐれていき、そのたびに呼吸が深まっていきます。

序章でもすでに示しましたが（33〜34ページ参照）、身体がゆるんでいくときの呼吸の反応は、そのプロセスを波のように何度かくり返しながら、より深まっていきます。

最高の集中と最高のリラックス——深い呼吸で表裏一体

整体の現場で、身体のリラックスの前後の経過を観察していると、呼吸の長さもある程度必要ですが、最も大きなリラックスを生むのは〈呼〉と〈吸〉のあいだの静止です。ふっと、ふわっと静まる〝間〟。しかも、〈呼〉から〈吸〉へのあいだが滑らかで、どこで静止しているのか分からないくらい滑らかであるほどよいといえます。長さよりも、〝間〟が完全な脱力を生みます。

この**〈呼〉から〈吸〉へのあいだの完全な脱力＝超滑らかな移行が、もう一方で高い集中を生むこともできる**のです。高度な集中は、高度なリラックスと一体であるということですね。

第2章　呼吸とこころ

ストレスを感じるのは、こころであると同時に身体です。悩むこころは同時に悩む身体でもあるわけです。こころも身体も一息ごとに生まれ変わりながら動いていく、流れが停滞しなければ、ストレスも嫌な気分も流れの中の泡のように浮かんでは消えていく。

なかなかそうはいかないのが現実ではありますが、〝こころ〟、〝考える〟、〝悩む〟、〝気分〟、そして呼吸が、どうつながって、どう動いているのか？

呼吸を中心に見直していくと、〝ホッとする〟世界が広がっていきます。

手が考える、身体が考える
本当に頭が考えているのか？　確かめてみよう

「ラ・マン・キ・パンス」というすごくおいしいパン屋さんがあります。店名は「考える手」という意味だそうです。「手が考える」、単なる比喩ということでなく、職人さんの実感ではないでしょうか。本当に手は考えるのだと思うのです。季節や天候で刻々と変わる酵母、素材のコンディションを全身で感知し、パン生地と手で対話しながら、意識よりも速く手が考えて動く。職人、達人の動きとは、そういうものだと思うのです。

私のすぐ下の弟は家具職人です。その仕事の動きを観ていると、本当に動きが滑らかで速くて気持ちいい。作業中集中してくると、手を動かしながら独り言（言葉には大した意味がない）をつぶやきます。この場合の言葉は手を動かしていることと直接結びついてはいませんが、無関係でもなく、手の動きと並走している感じなのです。どう見ても、頭の中で考えてつぶやいているようには見えない。言葉でモノと対話しているようにも見えますが、むしろ手が先に考えて、言葉以前に手とモノとのあいだですでに対話が成立している。つぶやきが始まると、手は（私から見ればより集中度を上げて）それまで以上に滑らかに速く動いているのです。

ぶつぶつ言い（＝息を吐いている）ながら、集中しすぎて呼吸と手の動きが固まらないようにしているともいえそうです。言葉を吐くことが、身心のリラックスを助けているのだと思います。

こころの動き－身体の動き－呼吸の動き、そのつながりを見ていきましょう。

整体では身体の何を観ているのか?

整体についての一般的イメージは、身体の「歪み」を観て「矯正」しているということでしょう。確かに「歪み」は観ていますが、何度も強調してきたように、身体はつねに変化しています。「歪み」も、いつの場合も身体のバランスの動き・流れの中にあり、停滞はあっても、固まったままではない。次の瞬間には異なるバランスへ動く可能性がいつもあるわけです。

つまり「歪み」を含めて、つねに前後の動きを観ているのです。逆にいえば、どんなに「歪み」を「矯正」しても、身体はまた「歪む」べくして動くのです。

この動きを別の観点から見れば、つねに身体は〝流れの中にある〟といえます。つねに何かが流れているという感覚がある。よく流れている感じがすれば、身体は滑らかに変化していく。この身体のバランスの滑らかなシフトが、呼吸の滑らかさ＝深さである、ということをこれまで見てきたわけですね。

つまり、身体を固体というよりは流体として観ているのです。あるいは静止画というよりは動画的に観ているともいえます。**生きているということは、留まることを知らないわけです。一呼吸ごとに少しずつ生まれ変わり続ける。〈呼〉と〈吸〉のあいだに動きが生まれる。その流れの上に意識―こころの動きが乗っている**わけです。

身体の流れに浮かぶ〝こころ模様〟を見ていきましょう。

流れの中にあるこころ

こころは一息ごとに動いています。一時も同じところに留まっていません。何を考えるにしても、考えが空中にあるわけではなく、考えそのものが気分の上に乗っています。冷静な考えは冷静な気分の上にあり、暗い考えは暗い気分の上に、明るい考えは明るい気分の上にあるわけです。気分は身体の中から湧いてきます。お腹の動き、月経周期などのホルモンの波、睡眠・覚醒のリズム、自律神経の波、心拍などが協調あるいは競合しながら、呼吸の波を生み、気分を生むわけです（気分と呼吸の関係はこのあと詳しく）。その気分は、身の周りの環境や人間関係にも干渉されながら、こころ（気分＋考え）の流れが生まれ、波が生まれていきます。

環境の波（四季、気象、社会環境、生活環境、人間関係などなど）

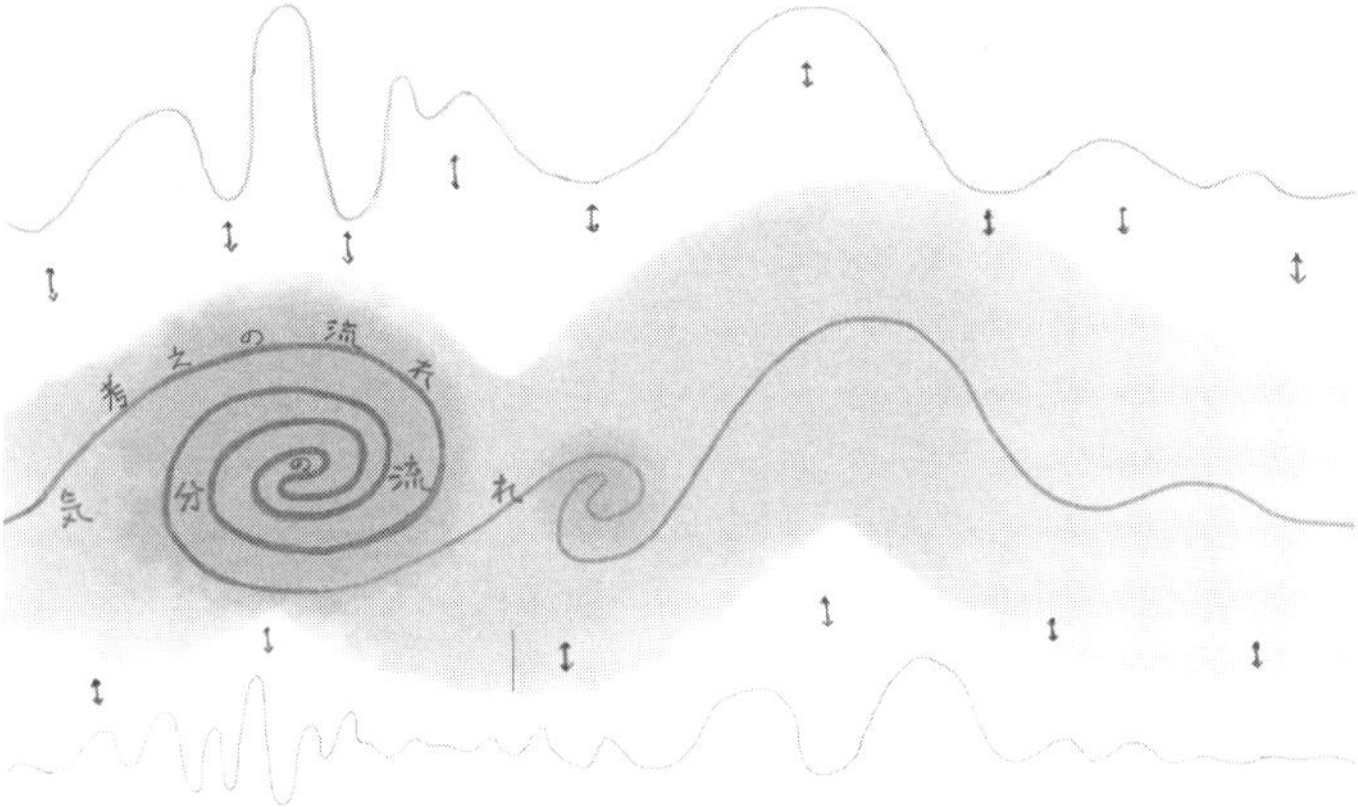

身体の波・内臓の波

（睡眠・覚醒のリズム、月経周期・ホルモンの波、自律神経のリズム）

こころを動きとして、流れ、波として観てみると、視界はまったく変わってきます。たとえば悩みから抜け出したいとき、まず必要なのは悩んでいる自分がそこにいることを、少し〝引いて観る〟こと。悩みとは、こころを流れとして観れば、流れの中の渦や淀みです。その渦や淀みにどっぷり浸かっていると、迷路にハマったようにどこに向かっているのかまったく分からなくなります。

ちょっとだけ脱力して流れに浮かべば、あるいは姿勢をちょっとだけ変えて流れの上に首を出せれば、流れが見えて少し落ち着くのです。

こころ――気分とお腹と呼吸の関係

由香さん（当時6歳）、良子さん、明子さん（当時4歳）。

40年ほど前、私が整体を始めて間もない頃に出会って、大きな教えを受けた子どもたちです。それぞれ重度の「脳障害」がありました。お母さんたちが可能性のあることは何でもやってみようという意気込みがあって、「ちょっとみてくれませんか」と頼まれました。

今振り返れば、「随分気楽に引き受けたもんだ」と思います。まだ整体を仕事にしていない頃だったので、恐れを知らないというか、何でもやればできそうな気がしていました。

最初の出会いは由香さんでしたが、いざ面と向かうと「整体で矯正する」というような考え方は、ハナから吹っ飛びました。手で触れること自体、怖がられます。歩くことはできませんが、じっとしていてもくれません。どうしたらいいのか分からないまま、ふっと手を伸ばした瞬間だったと思います。何か伝わってくるような気がしました。

私が何かするよりも前に、すでに自分の手と身体がふわっと何かに包まれたような感覚がありました。客観的に見れば、私の手がただ宙をさまよっているように見えるだけだったでしょう。私のほうは身体が温かくなり、さらに全身（身体の表面）がスーッと涼しくなってくるような気がしました。由香さんはちょっと気持ちよさそうな表情になったと思います（その後、時によって眠そうになったり、ご機嫌になってはしゃいだりしたこともありました）。

この経験から分かったことは、私が何かしようとする前に、言葉も話さず、歩くこともできない由香さんのほうが、私を動かしたということです。さらに良子さん、明子さんと出会ってだんだん分かってきたことは、「重度の障害」があって一見まったく受け身に見える子どもたちが、身体同士の共鳴をうながす〝共鳴能〟とでもいうべきものを持っていて、私のほうが共鳴を誘導されていたことでした。

つまり、私のほうが由香さん、良子さん、明子さんに〝共鳴能〟を感染《うつ》されたのだと思うのです。

もう一つ大切なポイントがあります。

その後に出会った子どもたちも、「障害」の状態はそれぞれ違いますが、共通点がありました。

・お腹の動きが良くない（つねに便秘）。
・呼吸が弱い（たとえば強めの風にあたると息ができなくなる・また肺炎を起こしやすい）。

良くなっていく経過にも共通点がありました。

・呼吸が深くなると同時にお腹の動きが良くなり、便通が良くなってくる。
・すると呼吸は力強くなり肺炎も起こしにくくなる。てんかん発作なども起こしにくくなる。
・元気が出て、表情が豊かになっていく。身体の動きも良くなる。

呼吸が力強くなる＝お腹の動きが力強くなるという共通の経過に沿って「身体とこころの発達」も力強くなる。生理学的にいえば、呼吸器・消化器などの内臓の動きとともに脳神経系の働きが活発になるということになりますね。

つまり、脳の「専権事項」と思われがちですが、**こころ・意識は、呼吸とお腹の動きに支えられて、初めてよく働くことができる**のだと思うのです。

「精神力」とか「気合」も、実際はお腹の中から生まれるものです。形を変えた「体力」なのです。

穏やかな流れに浮かぶ考え

考えることを流れとして観ると、「何となく考える」ときが、基本＝デフォルトの状態なのではないかと思います。ゆったり流れているイメージですね。リラックスしているときは、それこそ「流れに浮かぶうたかた（泡）」のように、イメージや思い出や面白いことやらが、浮かんでは消え、浮かんでは消え、次々に流れていく。とくに何かに集中するわけでもなく、ボーッとしている。これも一つの〝無心〟といってもいいような気もします。リラックスして〈呼〉と〈吸〉のあいだにゆったりとした〝間〟が生まれ、流れもスムーズで伸び伸びしています。流れの行方も、右へ左へ、上へ下へと自由です。

〝無心〟の流れ

楽しいことに集中しているときに「我を忘れ」たり「時を忘れ」たりすることは、誰もが経験することです。楽しいこと、気分がいいことは、呼吸が滑らかにつながっていることそのものでした。

さらにもっと高度な〝無心〟もありました。第1章でも触れたような集中度が高い状態の中で、超滑らかで静かな呼吸の中から生まれる、〝フロー〟とか〝ゾーン〟と呼ばれる無心ですね。

たとえば禅で重視される〝無心〟とはこちらに近いと思います。こころ静かに、無心になろうとすると、どんどん〝雑念〟が湧いてくる。日常でも〝雑念〟はつねに流れていますが、流れのまま放置していて、注意は向けていませんね。注意を向ければ次々に湧いてくるのが分かるわけです。禅ではコンコンと湧いてくる〝雑念〟の流れを、ただの流れとして眺める姿勢をとる。〝雑念〟との間合いをとっているといえるでしょう。集中する姿勢と静かで滑らかな呼吸がここにもあると思います。

行き詰まる流れ

「思考停止」といわれるような状態は、無心とは違いますね。

思考の流れが本当に止まることがあります。大きなショックがあれば「頭の中が真っ白になる」ことがあります。「思わず息を飲んで」、呼吸も止まります。全身がギュッと縮んで固まります。

誰が見てもすごく難しい問題に挑むとき、息詰まる緊張、目の前に厚く大きな壁が立ち塞がっているように感じます。流れもせき止められる感じになります。これは仕方がないですね。

一方で、無関係の人から見ればそれほど大きな壁に見えないのに、当人にとっては「大きな壁」につき当たって「行き詰まって＝息詰まって」いることもあります。場合によっては、すごく小さなものにしがみついて固まっていることもありえます。そういう場合はしがみついている手をふっと放せば流れ始めるわけですが、なかなかできそうでできない。集中力のある人のほうが、しがみつく力もこだわりも強くて、かえって難しいものです。手を放せるのは〈呼〉と〈吸〉のあいだがふっと広がったとき＝くたびれきってあきらめたときか、または下腹にぐっと力が集まって上体の力みがゆるんだ（＝決断ができた）ときの、いずれかの場合になります。

悩みは、ぐるぐる渦を巻き、淀む流れの中にある

先ほども触れましたが、悩んでいると、考えは必ず同じところをぐるぐる回ります。なぜぐるぐる回るのか？　基本的に解決のつかないことを考えているからです。

気分が重いと、ついわざわざ解決のつかない問題、あるいは直面している問題の解決のつかない側面にどうしても目が向いてしまうのです。そうなってしまうと、考え

ることそのものの中では、どうにも出口がないのです。

気分が重く、暗くなっているどん底のときは、流れが淀んでほとんど動きません。一日が絶望的に長く、それが一生続くとしか感じられません。最初は考えが堂々めぐりしていることにすら気がつきません。

そのうちに、流れにわずかに速度が生まれます。何か外的要因で変化が起きることもありますし、息詰まっていた身体のどこかがふっとゆるんで〝ホッとする息〟が出ると、動きはじめます。すると、同じところをぐるぐる回っているのでは？と、少しだけ冷静に見えはじめるようになる。そして、抜け出したいと思ってもまた何度も同じところに戻っていることに気がつきます。ヤレヤレ、とため息が出る。そうしたら出口は近くなってきているのです。重く渦巻く流れも、どこかに出口があるから流れているのです。

一つの吐息が流れを変えます。吐息そのものが動きを生む加速度を持つのです。

〝ホッとする息〟って、どんな息だったっけ？

ホッとするとき＝緊張感がほぐれるとき、〝ホッ〟と息を吐きます。それまで〈吸〉よりも〈呼〉で集中・緊張していた身体が、〈呼〉でふっとゆるむ。その切り替えの瞬間に〝ホッ〟とする感じがするわけですね。緊張感とリラックス感のあいだの落差が〝ホッ〟という体感を生むわけです。解放感や安心感という感じです。

つまり、当たり前ですが、〝ホッ〟は高い集中が続いているあいだは生まれません。集中するためにはリラックスも必要ですが、それは〈呼〉のときに〈吸〉よりも集中するという基本は外していません。**〝ホッ〟とするのは〈呼〉での脱力という全身のリラックス態勢に切り替わるタイミング**ということになるわけですね。

〝ホッとする息〟とちょっと違うが、共通する感じがあるのが〝ため息〟です。どこが違うかあらためて見てみましょう。

一つは周りの人とのあいだの共感度。〝ホッとする息〟は本人もリラックスしますが、側にいる人や見守っている人たちも〝ホッ〟とする感じがします。一方〝ため息（ハア〜、フンッ）〟は、場合によっては側にいる人に嫌がられます。側にいる人が緊張を維持しようとしているのに脱力に巻き込まれる感じ、これがイメージのよろしくない原因でしょう。わざとつく〝ため息〟は嫌がらせの表現ですらあります。

もう一つはリラックス度でしょう。〝ホッ〟はリラックスが深いですが、〝ため息〟はリラックスが浅い。〝ため息〟は、身体が息を吐ききろう、脱力しようとしているのに、今一つ〝ホッ〟としきれない。つまり〈呼〉と〈吸〉のあいだがまだゆるみきれない。悪くいえば、中途半端ということでしょう。ため息の〝ハア〟のほうが〝ホッ〟より息の長さがちょっと長い感じがするのに、短くても〝ホッ〟のほうが〈呼〉と〈吸〉のあいだがよく広がってゆるみやすくなっているわけですね。

それでも、「ため息もつけない」よりはマシです。ため息には、息詰まった＝行き詰まった流れを切り替える力も、時としてあるのです。

村上春樹の小説には〝ため息〟表現＝「やれやれ」がよく出てきます。なんとなく呼吸が浅く、うまく息が吐ききれない身体感覚が、そこここで現れるわけです。なんとなく息詰まっている、ライブ感が薄い、不安感漂う時代感覚がにじみます。

そういうわけで〝ホッ〟としてみたいところではあるのですが、「ホッとしろ」と言われても、またしようとしても、意識的にできるものでもありません。

それでも身心の流れが切り替わるとき、〝ホッ〟は必ず〝小さな救世主〟としてやってくるのです。

分かる・思いつく・ひらめく

何かについて考えることの始まりは、基本的に〝ふと思いつく〟ことではないでしょうか？

何かが〝分かる〟瞬間の体感的表現を拾ってみると、〝浮かぶ〟〝降りてくる〟〝腑に落ちる〟〝目からウロコが落ちる〟などなど。

分かる瞬間の感覚とはこんな感じでしょう。

〝浮かぶ〟〝落ちる〟がキーワードですね。共通するのは〝ふわっ〟とした無重力感、脱力感、脱コントロール感です。しかも落ちようとして落ちるのではなく、いきなり落ちる。落ちる瞬間そのものは無意識なのです。

とくに深く、創造的に〝分かる〟ときに〝来る〟のがこのふっと抜ける瞬間＝〝間〟です。

実は意識そのものが非連続（ところどころでいきなり切り替わる）なのではないかとも思えます。〝恋に落ちる〟〝眠りに落ちる〟にも共通する〝落ちる〟瞬間の無意識。

そのいきなりの非連続な方向転換である〝無の瞬間〟に、何かが起きる。「ふと手が止まる」（＝気がつく、思いつく、思い出す）という場合もあります。

映画で、コマとコマのあいだにスッと場面転換するときのように、その前後で、景色や気配が変わる。〈呼〉と〈吸〉のあいだがふわっと広がれば、コマとコマとのあいだの〝無の間《ま》〟と同じようにシーンを変えるマジックが起こせそうですね（なにしろ意識が落ちているので認識的には自己矛盾を含んでいて、思い通りにはなりませんが……）。

いずれにしろ〝分かる〟とは、深く分かるときほど意外にも身体的なものです。

> 対話が哲学的になった瞬間は、感覚的に分かる。全身がざわつく感じ、ふっと体が軽くなった感じ、床が抜けて宙に浮いたような感覚、目の前が一瞬開けて体がのびやかになる解放感、などなど。
>
> （梶谷真司『考えるとはどういうことか』幻冬舎）

この無重力的な〝ふわっとする感覚〟は、〝ホッとする息〟の中にあるものです。

こういう場面転換的な瞬間の無意識は、無意識なだけにほとんど気がつきませんが、心の中で日々何度もくり返されているのだと思います。

「哲学的に考える」ことも、ただ論理的であればよいのかというと、ただ論理をなぞっただけでは深くつかむ、分かるとはいえない。何の味もしないものを無理やり飲み込むようなものではないでしょうか。うまいものがスルッと喉を通っていくように、深く分かるということは気持ちのいいものだという体験、これは誰にもありそうです。

私たちはどういうことを〝分かる〟と呼んでいるのか？

消化管的に〝分かる〟と視覚的に〝分かる〟、あるいは内臓的に〝分かる〟と脳神経的に〝分かる〟に分けてみることもできるでしょう。

「腑分け」しながら、さらに体感的に見ていきましょう。

近年では医学的にも「脳腸相関」ということがいわれるようになり、脳と腸が相互作用しながら働いていることが、だんだん明らかになってきました。臨床的にも、たとえば認知症の症状が、便秘によって悪化し、便秘の改善によって回復することも報告されています。口から食道・胃・小腸・大腸・肛門まで、身体のコアなる消化管は知的器官でもあるのです。

消化管的な〝分かる〟

赤ちゃんは、まずなんでも口に入れてみる時期が必ずあります（どんなものなのか、まずいか、うまいか、確かめる、「吟味」するように見えます）。

〝分かる〟とは、まずは食べられないものか、食べられるものか〝分ける〟（消化管的理解、味わう）ことなのかも知れません。〝分かる〟ということが、まず口の中にいろいろなものを入れることの中から生まれるとすれば、〝分かる〟ということの基本は、腹の中にあるといえそうです。

〝分かる〟、とくによく分かることを「腑に落ちる、スッと落ちる」、分からない・理解できないことを「腑に落ちない、飲み込めない」と表現します。〝分かる〟と〝飲み込む〟は深くリンクしています（「うまく飲み込めない」「飲み込みがいい」「分かりやすく（飲み込みやすく？）噛《か》み砕く」「よく消化できている」などなど）。

視覚的な〝分かる〟

〝分かる〟とは、視界が明るく広がるという感覚とつながっています。「ひらめく」のは頭の中でしょうか？　言葉がひらめく場合も、イメージがひらめく場合も、音像がひらめく場合も、「ひらめく」とは瞬間的に明るくなるという感覚でしょう。「降りてくる」も頭の上のほうが明るくなって何かが降りてくるようなイメージがあります。「目からウロコ（が落ちる）」は、それこそ視界が開けてくっきり見えるようになることですね。

整体の現場では、首や肩の緊張がスッと取れると、実際に視界が明るくなって周りがよく見えるようになることがよくあります。逆に頭や眼が疲れて考えが行き詰まっているような場合は、前頭部が熱く、こめかみや首が緊張しっぱなしになっています。こめかみや首が〝ホッ〟とゆるむときに視界が明るくなって、スッキリするわけです。スッキリしてみると「今まで本当に視界が暗かったのが分かる」と実感する人が多いのです。この視界の明るさは、気分が「明るい」ことにもつながります。首や肩が緊張しっぱなしだと気分も「晴れない」わけです。

逆に懸命に考えている中で、いいアイディアが浮かんだとき、分からなかったことが分かったとき、同時に〝ホッ〟と息をついて、身体もゆるんで気分もスッと晴れるわけですね。

〝分かる〟ということは、リアリティをありありと感じることでもあります。視界が明るいだけでなく、周りが生き生きとして見えます。身体と呼吸が伸び伸びとして、周りの世界と深くつながっているような、〝ホッ〟とできる感覚です。

全身で分かる――共鳴する

〝分かる〟ということは、全身で感動することでもあります。ひらめいたとき「思わず膝《ひざ》をぽんと打つ」、「思わず手を叩《たた》く」なども全身の反応ですね。こういう瞬間のことを思い起こしてみると、頭の中よりも身体の動きのほうが先にくる感じがします。

本当に〝分かる〟〝納得する〟という感覚は、周りの世界やモノや人とつながる、共鳴して一体になる、息が一つになる、という感覚ではないかと思います。考えの結論より前に共鳴、共感がすでにある。周りの世界との緊張感が溶ける瞬間ともいえるでしょう。

そのちょっと手前の感覚が、手応え、肌触りといった触感です。居心地がいい、環境が合うことを「肌が合う」（人や環境と触れ合ったときの違和感のなさ、相性の良さ）ともいいます。

手触りや肌触りの滑らかさ・ざらつきは、響き・ヴァイブス（ノリ、フィーリング）ともつながります。手のひら（とくに手のひらの真ん中の労宮《ろうきゅう》というツボのあたり）の皮膚の表面の感覚を意識してみると、ジーンと振動しているのが分かります。緊張度が高いときは振動が荒くビリビリする感じ、リラックスしているときは振動が細かくサラサラした感じがします。

身体の中では心臓・血管の脈動、呼吸器の動き・空気の流れ、消化管の運動など、振動・響きに満ちています。周りの世界と響き合い、共鳴する……一方的に〝分かる〟というよりは〝通じ合う〟感覚が、〝分かる〟ことの本質ではないでしょうか。

胸の気分・お腹の気分
感じるのは胸かお腹（胃腸）か

考えのもとにある気分について、もう少し探っておきましょう。

胸は感情の宝庫です。「胸がキュンとなる」「胸をギュッとつかまれる」「胸がときめく」は、すごく感動したり、恋したりしたときの表現です。「胸が震える」「胸を鷲《わし》づかみにされる」も感動・興奮ですね。

「胸がスカッとする」は感動、解放感という感じでしょう。「胸がワクワクする」「（希望で）胸が膨らむ」「胸がときめく」はこれから起こることへの期待感。「ホッとする（安堵、安心、解放を感じる）」のも胸ですね。胸にふわっと弾力が生まれ、呼吸のたびに躍動するのが期待感や解放感といえるでしょう。

一方、「胸がざわつく」「胸騒ぎがする」は不安感です（⟷希望で胸が膨らむ）。感動で「胸がギュッとなる」とも表現されますが、嫌なことやひどいショックで「胸がギュッとなる」「息が止まった」「心臓が止まるかと思った」という場合もありますね。感動の場合も、ショックの場合も胸の反応はダイレクトで速いのです。

感動や喜びで「胸がいっぱい」になることもありますが、悲しみで「胸がいっぱい」になる、もっと激しければ「胸が張り裂けそう」になることもあります。同じ「胸がいっぱい」でも、喜びの場合は風船のように弾力があり、悲しみの場合は「胸が塞がって」硬くなっているという違いがありますね。

「胸がつかえる」はどうでしょう？

「胸につかえる」（気分の落ち込み、あるいは「腑に落ちない」違和感）「胸のつかえが下りる」「胸がスッキリする」（納得感、解放感）

この場合の胸は、微妙ですが、〝呼吸器的な胸〟というよりも、〝消化管（食道）的な胸〟といったほうがよさそうです。

胸の中でも一番敏感で素早く反応するのは胸の中心（膻中＝背骨側では胸椎5番）です。周りの空気感、環境の変化に敏感に反応します。これは第1章でも触れました。

細かい説明になりますが、この胸の中心のわずかに上（背骨側では胸椎4番）が食道の動きとつながり、同時に悲しみ・喜び、好悪の感情に関係しています。そう多くはない例ですが、「食べると胸につかえる」という症状の人の胸椎4番をゆるめると通るようになることがあります。「恋の病」で食べられないというような場合も同じです。ストレスで感情が表せなくなって硬くなることもあります。ゆるめると涙がどんどんあふれてくることがあります（涙が出たあとはサッパリする）。感情も抑え込まれるより、涙になってあふれ出してしまったほうが、胸がゆるんで気分が晴れるのです。

この胸椎4番、胸の中心（膻中＝背骨側では胸椎5番）が一緒に硬くなることもよくあり、基本的にみぞおちも一緒に硬くなります。

「ムカつく」はどうでしょう？

「ムカつく」のは胸かお腹か？　微妙ですね。

第1章でも触れましたが、瞬間的（スピードが速い）「ムカつき」は胸の中心（＝膻中）の緊張（不安・焦《あせ》り・苛立《いらだ》ち・ヒリヒリ感・パニック）といっていいと思います。「ムカつく」は、「腹が立つ」より応答スピードが速い感じがします。つまり、SNS的反応スピード・反射的ムカつきといっていいと思うのです。

一方、「ムカつく」のニュアンスが、「なんか嫌な感じ」「違和感がある」に寄っている場合は、「腑に落ちない」「胸がつかえる」という消化管的な感覚になります。消化管的に受け入れられない嫌悪感、この頃増えているといわれる「逆流性食道炎」的なムカつきといってもいいでしょう。

「イライラする」「ムカムカする」「腹（むかっ腹）が立つ」となると、もう完全に怒りの感情です。お腹の動きが良くないと、機嫌が悪くなり、イライラしやすくなります。あるいは気分が暗くなります。イライラしたときに食べたくなる（ヤケ食いする）人は、食べることでお腹を動かして、逆に気分良くなろうとしているわけですね。

消化管の動きは副交感神経（＝リラックスの神経）の活動によってうながされます。第1章でも触れたように、副交感神経の働きは息を吐くときに高まります。胸やみぞおちが硬くなって、吐く息が不充分になってしまうと、副交感神経の働きも弱まり、食道も胃も腸も動きが鈍くなるわけです。

「胸の内」と「腹の中」

ここでちょっと「胸の内」と「腹の中」を比べてみましょう。「胸の内を明かす」「胸に秘める」「胸を痛める」「胸がむしゃくしゃする」と、「腹を割る」「腹黒い」「腹芸」「腹の中が分からない」など、〝胸〟と〝腹〟のニュアンスの違い、どうでしょうか？　〝胸〟はちょっと若く青い感じ、〝腹〟のほうがより深く隠し持っていて、少し老獪《ろうかい》な匂いもあるような気もしますね。表現の時代感覚でいえば、〝胸〟は新しく、近代的。〝腹〟は、最近は軽い意味表現で「腹黒い」が復活していますが、基本的に古い感じがします。最近のほうが〝腹で感じる〟傾向が薄く、〝胸で反応する〟傾向が高いともいえるでしょう。

いずれにしろ、**身体の中から湧いてくる〝内臓的気分〟の中で、私たちは〝分かる気〟がしたり、〝分からない気〟がしたりしている。あるいは逆に、〝内臓的気分〟を抑え込んで、無理に飲み込んだりすることもある。それで余計にムカムカしたり、感情が沈んだり、感情を見失ったりもする**わけですね。

さて、この気分の中に浮かぶ〝考え〟、言葉によってすくい上げられ、編集され、さらに言葉を再生産し、気分の中を言葉が流れていきます。言葉にはイメージ、音像、リズム、呼吸、食感、触感や、身体の動きの感覚などが当然結びついていますね。

身体の動きと考える（＝言葉を使う）ことのつながり、その始まりを見ておきましょう。

こころと身体の動きのあいだに立ち上がる
――考える（＝言葉を使う）こと

〝指差す〟のはなぜ人差し指なんだろう？

1歳前後の子どもは言葉を話し始める前、盛んにいろいろなものを指差す時期があります。指差す指は、当たり前のようですが、必ず人差し指です。

・まず一つには言葉を使えるようになる前に、他のものと区別して何かがそこにあることを〝分かる〟時期があって、〝名指す〟前に〝指差す〟ようになる。指差すという動作が必ず言葉の始まりと結びついています。

・もう一つは、そばにいる人にそこにあるモノを一緒に視るようにうながす「共同注意（注視）」といわれるコミュニケーションの始まりが〝指差し〟と必ず重なることです。

チンパンジーは、学習すれば言葉をある程度操ることができますが、直接モノに触れて指差すことはしても、離れたものを指差すことはないそうです。離れたものを指差すということ自体、すでにモノとのあいだに抽象的理解が成り立っているといえそうです。

またチンパンジーの場合には「共同注意」もないそうです。つまり人の場合は、言葉の〝生まれ〟からすでに、手で触れられないところにあるものを〝把握〟できるのです。同時に、人と人のあいだに〝言葉〟が〝ある〟ということになりますね。

それではなぜ指差すのが人差し指でなければならないのか？

まずは空間の中から一つのモノを取り分けて、手でつかむ（つかみ取る）ことが必要です。つかむという動作は小指に力の中心があります。小指を使わないと、つまむことはできてもつかむことはできません。小指を支点にして、それ以外の指でモノをしっかり包むということがつかむということなのです。その上でつかみながら指し示すとすれば、やはり体感的に人差し指以外にはなさそうですね。手でつかむ＋人差し指を伸ばす＝〝指差し〟という図式ではないかと思うのです。電車の車掌さんが必ずやっている「指差し呼称」は、手順や操作の正確性が確実に高くなるそうです。**名指す、区別する、分かるということと〝指差し〟という動作は、強力に結びついていそうです。**

〝自分〟とは誰？

〝指差し〟に表れるように、言葉ははじめから人と人のあいだの共有、共感の中にありました。そもそも子どもにとって、自分と相手、自分と周りのモノのあいだの境界は曖昧です。

おとな同士でも、気が合う、話が合うというときは、互いの動作が同調しやすくなり、同時にお茶を飲んだり、うなずきあったり、「姿勢共鳴」といわれる身体同士の共鳴が起きやすくなるのは、誰もが経験することでしょう。

子どもは、見ていることやモノ、人の動きにも身体ごと反応し、簡単に入り込みます。私の妻はおとなになってからも、テレビのテニス競技や、フィギュアスケート、体操などを集中して観ていると、時々一緒に身体を動かしながら入り込んでいます。本人にあらためて訊《たず》ねてみると、自分が思わず一緒に動きながら観ていることには、まったく気がついていないようなのです。「えっ？　そんなことしてる？」という感じなのです。ほぼ毎日なのですが……。

子どものときは誰もがそうです。おとなになっても一部の人はそのまま続いているし、誰もが少しは残っているのです。まったく無意識なので気がつかないだけです。

私の場合は、子どもの頃（10歳以前）はふすまの破れの上に貼り付けた雑誌の切り抜きの絵や、絵本の世界に完全に入り込んだ記憶が、はっきりありあります。完全に入り込んだときにすごく気持ちよかったので、その甘美な快感とともに身体の記憶として残っているのだと思います。あふれる光の感覚など現実以上に超リアルです。天井のシミなどの不定形なもの、部屋の隅っこの薄暗い空間、寝る前の時間帯などは、とくに入り込みやすく、生き生きとあるいは恐ろしく、世界が動き出すのです。また朝寝をしていて目覚めかかっているときに、家の外の音（アサリ売りの声、りんご売りの声などの場合が多かった）が異様に近くでリアルに聞こえ、音の世界に入り込んで自分自身が鳴っているという感じ、これもなんともいえない快感があったと思います。

おとなになると、一応、観る、聴くということは「客観的」で自分とモノや人とのあいだに仕切りがあることになっているのですが、無意識レベルでは観たり、聴いたりしているものに入り込んでいるのだと思います。

とはいえ、周りの人や世界と活発に反応・共鳴するのは、面白かったり気分が良かったりすると同時に、疲れることでもあります。

おとなになると、休み休み反応するようになるのです。

〝自分〟だと思っているものも、自分（身体）と周りの世界や人とのあいだで共鳴することで、そのたびに立ち上がる〝自分〟だと思うのです。自分（身体）も〝自分〟

も一息ごとに生まれ変わり続けているともいえます。**考えているということも、〝自分〟と周りの世界のモノとのあいだ、〝自分〟と人とのあいだ、〝自分〟ともう一人の〝自分〟とのあいだの対話。言葉はその始まりからして、〝独り〟では生まれないのです。**

声を出すこと＝息を吐くこと

声を出すことは、息を吐くということです。高山病を予防するために、おしゃべりしながら山を歩くことがよく薦められます。おしゃべりで息を長くよく吐くことで、呼吸が自動的に深くなって酸素不足を起こしにくくなるというわけです。

もちろん声を出すことは、ただ息を吐くだけではありません。私たちはいろいろな声を出します。とくに母音は、身体に響きとして伝わりやすいと同時に、身体の反応そのものが声（母音）と結びついているともいえます。

〝ア〜〟はどうでしょう。一番緊張がゆるむ声です。息を吐くのにも「ハア〜」という感じで息を吐くのが一番脱力しやすいのです。

みぞおちに指先を当てて、声を出しながら息を吐いていくと「ア〜・オ〜・エ〜・

イ〜・ウ〜」の順でみぞおちがゆるみやすいのが分かります。ため息の中でも「ハァ〜」は脱力感が深く「フゥ〜」は浅いですね。

「ア」と「オ」では、〝脱力度〟はあまり差がありません。

「ア〜」というと驚いて拍子抜けしたとき、呆れたとき、文字通り「啞然」としたとき、あきらめたときなど力が抜けたとき。「ワ〜」「キャ〜」のように興奮や恐怖心を反射的に鎮めようとするときの声です。

「ア〜」は、一番緊張感なく楽に出せる声です。「ア〜」と、口を大きく広げると、身心をコントロールしようとする〝頭の意思〟と一体になっている首の緊張が抜ける（＝放心する）のです。

「オ〜」も驚いたとき、興奮したときに鎮める声になります。喉の奥を広げて発声するので、息を楽に吐ける声でもあります。首のつけ根がゆるみ、肩や胸全体もゆるみやすくなります。

仏教のお経のマントラ（真言）、意味はまったく分かりませんが、とにかく「ナーム」か「オーム」で始まります。「ア〜」か「オ〜」で気を鎮めるのです。念仏＝「なーむあーみだーぶ」も身心を鎮める発声といえます。

「イエ～」はロックのコンサートではよく叫ばれますが、テンションを上げ盛り上げる声です。

驚いたり呆れたりするときの「エ～⁉」もテンションを上げる、盛り上げる声になるわけですね。

プロテニスプレーヤーはショットと同時に「ウゥー」と発声することがよくあります。「ウ」は下腹にぐっと力が入る声なのです。

また、同じ「オ」でも短く切って発声すれば、集中を高められます。

中高年になると、立ち上がるときなどに「どっこいしょっ」というような掛け声が無意識に出ます。リラックスしている状態から、「どっこいしょ」で下腹にぐっと力をこめて立ち上がる。無意識的ですが、合理的です。「どっ」でぐっと力が入ります。

女性のほうが「どっこいしょ」と言う確率、男性よりもずっと高いです。身心のつながりが、より素直なのだと思います。

呼吸を数えると意識はどう変わる？

数えることと呼吸すること

ここであらためて、整体の現場に舞い戻ります。

身体のどこかが凝ったり、冷えたり、疲れて嫌な感じになったとき、手でさすったり、温めたり、圧したり、グリグリしたくなることがありますね。そういう場合問題は、つい力を入れすぎてかえって余計に凝り固まってしまうことです。触れる側の手の力が抜けているほうが身体はよく反応します。リラックスした手が触れることで、手と身体のあいだに〝リラックスする共鳴〟が生まれるわけです。

とくに自分の手で自分の身体に触れるとき、他の人の身体に触れるよりも、無意識に力が入ってしまいやすいのです。手に力が入ってしまうと共鳴しにくくなって、反応が鈍ります。

この問題については長いあいだいろいろな工夫をしてきましたが、やはりなかなか難しいのです。

そこで、自分で自分の身体に触れる場合、自分の呼吸を数えることをするようになりました。これがなかなかいい感じなのです。

たとえば眼が疲れているとしましょう。すると肘が冷えている場合が多い。単純に肘を温めるだけでも効果がありますが、今ここで、左肘を曲げて、肘の尖ったあたりに右手で触れてみましょう。このとき左の肘が温かく感じれば、もう反応し始めています。うまくいけば、続いてみぞおちが温かくなり、肩の上と額が涼しくなってきます。

肘が温かく感じない場合、自分の呼吸を数えてみましょう。息の吸い始めから吐き終わりまでを「い〜ち」「に〜い」「さ〜ん」……と数え、基本的に「じゅ〜う」まで数えます。長く数えようとするとだんだん力が入ってしまうことが多いので、10呼吸くらいを基本とします。どうでしょうか？　数えているうちに右手の力が抜けてくる感じがすればうまくいっています。左の肘が温かく感じれば、右手と左肘が共鳴して反応が始まっています。呼吸そのもので身体の反応をモニターすることもできます。お腹の下のほうに、息が入っていく感じがすれば、よく反応しています。

自分の呼吸を数える「数息観《すそくかん》」で何が変わる？

禅をはじめとする瞑想の中で、呼吸を数える「数息観」は基本的手法として古くから伝わるものです。呼吸を数えると何が変わるのでしょうか？

これまですでに何度も触れてきたように、リラックスの基本は〈吸〉よりも〈呼〉で身心がゆるむことです。自分で自分の身体に触れる場合、一生懸命やろうとするほど集中するわけで、〈呼〉で力が入ってしまい、リラックス（＝手の力がゆるむ）が難しくなるのです。**呼吸を数えるということは、〈呼〉でゆるむという、リラックスの基本に身体と呼吸が切り替わるのに有効**なのです。

禅定《ぜんじょう》・瞑想は、いわば高度なリラックスパターンです。高度な集中（＝〈呼〉で集中）の裏にも高度なリラックスがありましたが（第1章）、瞑想では高度なリラックスの裏に高度な集中（＝下腹に集中）があるのです。どんどん湧いてくる意識の流れ＝「雑念」に巻き込まれず、流れのままに放置する〝放下《ほうげ》〟の姿勢を保つ。集中はするが、執着しない、あるがまま、流れるがまま、という高度かつ自在なリラックス状態といいえます。

ところが、ボーッとしていて〝無〟になるのは自然にできても、あらためて〝行〟として瞑想しようと意識しただけで、集中優位の状態になって〈呼〉で力が入り、脱力＝〝放下〟が難しくなるのです。ただ脱力するだけだと眠くなります。居眠りは禁止とされています。警策《きょうさく》で肩を叩くのは、眠気を覚ますとともに、肩や首の余分な緊張をほぐすためでもあるそうです。

そこで、〈呼〉で脱力するのに〝数息観〟が導入されたのだと思います。ただしこでも、さらに高度な〝禅定〟を求めるほど、集中に傾きやすく、〈呼〉のリラックスが難しくなるという問題は続きます。〈呼〉で脱力も、〈呼〉で集中も、自在にできることが〝禅定〟というべきかも知れませんね。

整体の現場でも、過剰な集中と緊張が続いて〈呼〉でゆるみにくい身体になっている場合、あえて〈吸〉のときに、触れている手の緊張を高めて、〈呼〉でふわっとゆるめるということをします。〈吸〉のほうの緊張をより高めることで、逆に〈呼〉でゆるみやすくするわけです。自分の呼吸を数えるのも、それに似ています。〈吸〉で数えはじめ（意識を高め）〈呼〉で落とす。音の抑揚でいうと、「い〜ち」の「い」で音程が上がり「ち」で下がるということになりますね。

整体を受けている人の呼吸を数えてみる

整体といっても、考え方についても技術についても幅が広く、互いに矛盾するような考え方もあります。大雑把にまとめれば、「身体を整えるための手技の総称」といったところになりますが、身体の余分な緊張をゆるめて、呼吸を深くすることを目指すという点は共通していると思います。

そこで「深い呼吸」とは整体の現場でどのように見えているのか？　呼吸を直接操作するわけではありません。本書を書くにあたって、あらためて考えてみると、結果としては呼吸が深くなるのをつねに観ているのですが、意外になんとなく、呼吸の様子を眺めて、あるいは手の触感で、呼吸の動きをチェックしていることに気づきます。意識的というよりは、やはり直感的です。そこで、呼吸そのものの変化の過程をもう少していねいに観察してみようと考えました。

そこで、まず整体を受けている人の呼吸を数えるところから始めることにしました。

整体の受け手がリラックスしていく過程で、術者としての私が、受け手の呼吸を数えるということです。このことは第1章でも触れました。呼吸の動きに沿ってもう少し詳しく見ていきましょう。

自分の呼吸を数える場合との違いは、自分の呼吸の場合は意識的なリズムで呼吸し、数えることもできますが、相手の呼吸を数える場合は相手の呼吸に合わせるわけです。細かく言うと、吐く息を、目で追うか、手で触れて感じとる。息を吐ききって吸い始めるタイミングで「い〜ち」の「い」を合わせる。

ところが、この「い」のところで、なにやら〝抵抗感〟あるいは〝違和感〟を覚えるのです。他の人にも同じように呼吸を数えることをやってもらいましたが、どうもカウントすること自体が「評判悪い」感じで、嫌がられるのです。「できない！」とすら言われます。

そこで、この10年ほど、互いのメソッドやその考え方について〝交換セッション〟を続けてきた田《た》畑《はた》浩良《ひろよし》さん（ロルファー）にも「セッション中、クライアントの呼吸を数えてみてください」とお願いしました（ロルフィングはアメリカ発祥のボディワークですが、整体も100年ほど前にアメリカのオステオパシーやカイロプラクティックなどに影響を受けつつ「和」の民間療法と融合しながら出来上がってきたものなので、「兄弟」か「従兄弟」関係ともいえます）。

田畑さんからの返信：

試してみたのですが、セッションに集中して深く共鳴したモードになると、それだけで意識が途切れがちになって、カウントしていると思っているのにフッと抜けるときがありますね。正確にカウントすることだけ考えるようなモードだとこの感じは一般には伝わりにくいことかもしれません。

いずれにしても、知らない間に意識が途切れる隙間があるということは、起きているつもりでも、意外と〝死〟と往き来しているものなのかもしれないと思いました。

カウントの意識をしっかり持って、クールに、なおかつ気合を入れて数えればなんとかなります。要するに呼吸に合わせることよりもカウントを維持するほうに集中すれば数えられるということです。しかし場合によっては何度トライしても、カウントのし始めが分からなくなるか、カウントの途中で数を見失うかどちらかになります。

普通に数を数えることとどこが違うのか？　呼吸を観る、感じることと同時に数えるという2つのことを同時にやるから難しいのか？　私が70歳間近になったので、衰えて2つのことを同時にできにくくなっているのか？　そういう疑いもあります。試しに、新聞を読みながら数を数えるということをやってみました。意外とできます！

やはり相手の呼吸に合わせるということの中に何かありそう

息を吐いている途中の動きは、呼吸の動きがある程度大きければはっきり分かります。この吐く息を追っていきます。吸う息がどこで始まるかある程度の予測は立ちますが、実際にはちゃんと〈吸〉の始まる瞬間をとらえようとすると、どのタイミングで〈吸〉に移るかはゆらぎがあります。だんだん何回も試みていると、〈吸〉の動きの始まりが明確なのは、呼吸が浅めでギクシャクしているような場合で（この場合は数えやすい）、深く滑らかになるほど〈吸〉は〝ふわっと現れる〟ということが分かります。この〝ふわっと現れる〟あたりでどうも、意識がくらっとして見失うようなのです。

ちゃんと数えるためには〈呼〉と〈吸〉を大雑把に分けて、呼吸を波のように感じて、ゆるいリズムとして数える。またはカウントのほうを強く意識して、呼吸に寄り添いすぎないようにする。いずれにしろ呼吸をカウントするためには、〈呼〉と〈吸〉

のあいだに吸い込まれないように、そこをスルーする必要があるようなのです。

ある程度呼吸に、とくに〈呼〉と〈吸〉のあいだに寄り添うと、そのあたりでどうも、ふっとカウントが飛ぶらしい。飛ぶ瞬間は意識できないので〝らしい〟としかいえませんが……実際に一生懸命数えようとすると、どんどん眠くなって余計に数えられなくなることすらあります。

意識とは？

私のこれまでの呼吸についての観察は、相手が息を吐ききった瞬間＝〈呼〉と〈吸〉のあいだにある程度以上の〝間〟が生まれれば、そこで〝全身脱力＝瞬間的失神〟のような状態になる。その〝全身脱力〟が身体の〝転機〟になってリラックスが生まれ、身体は自らバランスをとるということでした。

ところが、術者側にも、もう一つの問題があったわけです。相手が息を吐ききった瞬間＝〈呼〉と〈吸〉のあいだに、術者もともに〝瞬間的失神〟に引き込まれているらしい。そしてこの〝引き込み〟〝共鳴〟は、なにしろ意識を失っているので、そのものをとらえることはできませんが、どうやらブラックホールのようなかなり強力なものらしいということです。

私もこれまで意識清明のもと、整体をやってきたつもりだったのですが、その〝意識清明〟にはところどころ穴がありそうです。そしてこの〝穴〟は、整体の中だけにあるのではなく、人と人のあいだに日常的に起きているのではないかということです。私たちが意識している〝意識〟とはこの〝穴〟の前後経過ではないのか？

実は私たちの意識は〝穴〟だらけなのではないか。むしろ、〝穴〟のほうが本質なのではないかと思えてきます。人や世界と通じるのは〝穴〟を通してなのではないかと思えてきました。

数えるということは、言葉の機能の中でとても基本的なものです。たとえば自分がいつどこかにいたことを位置づけようとすれば、日付と時刻、GPSの座標で示されます。社会生活の中に自分を位置づけようとすると〝数直線〟上のどこかにいるという感じになるわけです。カウントするとは一つの数直線上を進むということです。

しかし一方で、意識はこのライン上を途切れなく進んでいるということが、ここで怪しくなってきました。さらにもう一つ、整体の現場で、目の前の手の動きや、相手の人の身体の動きにつねに焦点が合っているかというと、そうでもありません。

整体に集中していて、私の身体は無心に（自動的に）動いている中で、ふと無関係に思えることが思い浮かぶこともあります。浮かぶだけでそれに集中するわけでもありませんが、でも大切なアイディアの断片が浮かぶこともあります。また目の前の手や身体にずっと集中していると、かえって身体の反応は停滞してきます。そういうときにまったく別の方向、窓の外などに無意識に目がいきます。すると、停滞していた身体の反応が動き始めるのです。

何かを懸命に考えて行き詰まったとき、外に出て歩くと考えが動き出すようなことも多くの人が経験しているでしょう。料理をしていてまったく別のことのアイディアがひらめくこともあるでしょう。一生懸命考えようとしていることほど、意識に上らないところで動いているのではないかと思うのです。つまり**意識とは目の前に展開していることがすべてではなく、パラレルにたくさんの意識の流れがある。身体には多くの意識が互いに反応・共鳴しながら流れている。**

また意識は自分独りだけからは生まれない。人と人とのあいだ、人と周りの世界とのあいだに生まれ続ける。

呼吸を追っていると余計にそういう気がしてきました。

第3章　人と人のあいだの呼吸

呼吸を合わせる、呼吸を外す

整体に関わってから40年を超え、若い頃と比べると無駄なことはしなくなってきたし、楽にやっているはずなのですが、やはり体力は違います。よる年波には逆らえず、疲れを感じやすくなりました。

いったい何に疲れるのか？　「悪い気をもらうから疲れる」という人もいますが、そうではないと思います。そういう気分になるのは分かりますが……。

まずは姿勢の維持です。なんにしても集中を維持するためには、集中の構えを維持する必要があります。村上春樹さんがラジオで「何時間も座り続けて書くためには体力がないといけない。そのために走っている」といった内容のお話をしていました。納得できるところです。集中しながら座っているためには、姿勢を維持する体力がいるのです。

整体は「力を抜く」のが仕事ですが、そのためには下腹や腰に力が必要です。足腰が疲れる。これは50代の頃までは気がつきませんでした。姿勢を維持することは何の苦でもなかったのです。今は姿勢を維持しているという自覚があります。努力が必要になって初めて意識するようになりました。これは集中すること一般に通じることだと思います。

さらにもう一つ。

たとえばボクシングのような格闘技だったら、互いに殴り合い相手を倒そうとするので、その動きはとりあえず目に見えるため分かりやすい。観戦する側としては、パンチが当たるか当たらないかに目を奪われます。しかし対戦する両者のディフェンス技術が高度な場合、「間合いの攻防」で何もパンチがヒットしない「地味な展開」になります。一見何事も起こっていないように見えます（ただし、いずれにしてもボクサー同士の攻防が高度になるほど、意識してから動いたのでは間に合わず、動きはより無意識的、本能的なものになります）。

整体は、そんな一見何事も起きないようなボクシングにちょっと似ています。「目に見えない攻防」があるのです。

整体は一見、術者が受け手に一方的に〝施術〟しているように見えます。ですが、受け手の身体は受け身ではない。自《みずか》ら動き、変化するという以上に能動的です。術者が働きかけるのと同様に、あるいはそれ以上に受け手側も働きかけている。つまり整体は、一方的施術ではなく互いの応答・相互作用そして共鳴の場でもあるのです。互いに呼吸を合わせ、また呼吸を外す。動きがないようでいて武術のごとき攻防があって、さらに互いに〝息が合い〟共鳴して技がきまる。これらの〝本当の深部の応酬〟はほとんど意識的にではなく無意識下で起こっています。意識できるのは、その入り口まででしかないといえます。

整体の場で、私の場合はまずはじめに間合いをとります。相手とのあいだの距離感を〝最適化〟するのですが、具体的には術者側が姿勢のバランスを調整することです。なぜかというと、身体と身体のあいだで反応が始まると、姿勢が引き込まれる。たとえば、真剣な話になったとき、あるいは話に引き込まれるとき、姿勢は前がかりになり、互いの間合いが詰まります。角を突き合わせる、額を寄せ合うという緊張感の高い間合いになるわけです。互いの身心の緊張が高まり、息も詰まります。

伸びやかな間合い、互いにリラックスできる、ホッとする間合いになるように調整するわけですね。ただし、互いにとはいっても、術者側は集中した上でのリラックス、受け手はとにかくリラックスということになります。

このとき「間合いをとり、姿勢を保つ」ということはどういう体感なのか、背骨を弓にたとえてイメージしてみました。

「弓琴」「楽弓」ともいわれる弓型の楽器は世界各地にあったようです。弦楽器の起源といわれています。ここでのイメージも、武器としての弓でなく、楽器としての〝弓〟です。

もう一つ、弓との違いがあります。この身体の中にある〝生きている弓（＝背骨）〟は弦を弾かなくても自ら鳴ります。弓本体（背骨）を、微妙に張ったり、ゆるめたりすることによってチューニングできます。

身体同士（＝弓同士）が近づき、チューニングが合えば、身体の中心軸（＝弦）が互いに共鳴します。背骨（弓）そのものも、楽器のネック・ボディと同様、弦と一体になって〝鳴り〟ます。

＊背骨全体を弓のようにイメージして首の付け根のあたりを少し後方に引きます。「弓を引く」といえば、普通は弦《つる》を引くのですが、この場合は弓本体をわずかに「引き」ます。

＊弓を少し引いた状態から、ふわ〜っとゆるめていく（矢のリリースと違って、シュッと放さず、ゆ〜っくりゆるめていくと、途中でお互いの身体のあいだに反応が始まる）。

＊反応が高まると、お互いの間合いが詰まり、呼吸が詰まってくる場合が多い。弓をまた微妙に引いたり、ゆるめたりして、呼吸がゆったりする（胸がゆるむ）ように微調整する。同時に下腹に充実感がくるようにする（普通は自動的に集中するので、自分の集中をモニターするだけでよい）。

＊背骨を微妙に撓《たわ》めてチューニングを合わせると、弓に張られた弦が鳴るような感じになる。

＊弦（自分）と弦（相手）が共鳴する・響き合う。

さてこのときに、互いの身体同士のあいだで起きる反応は意図的に起きるものでは

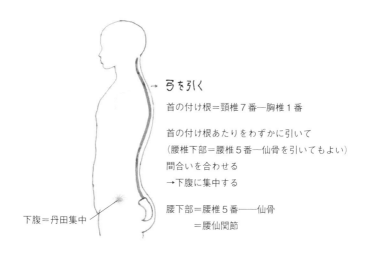

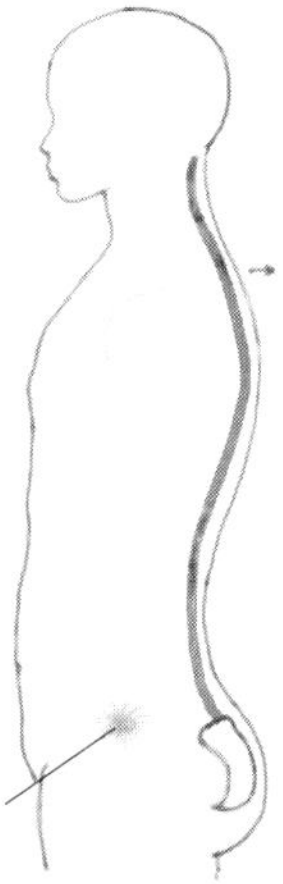

弓を引く
首の付け根＝頸椎７番―胸椎１番
首の付け根あたりをわずかに引いて
（腰椎下部＝腰椎５番―仙骨を引いてもよい）
間合いを合わせる
→下腹に集中する
腰下部＝腰椎５番――仙骨
＝腰仙関節
下腹＝丹田集中

背骨の“弓”を“楽器”とみなす

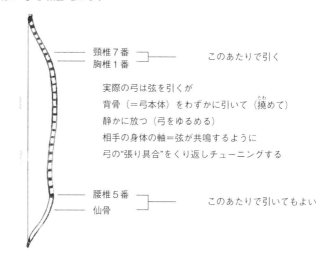

頸椎７番
胸椎１番
このあたりで引く
実際の弓は弦を引くが
背骨（＝弓本体）をわずかに引いて（撓《たわ》めて）
静かに放つ（弓をゆるめる）
相手の身体の軸＝弦が共鳴するように
弓の“張り具合”をくり返しチューニングする
腰椎５番
仙骨
このあたりで引いてもよい

なく、自動的に立ち上がります。意図的にできるのは、姿勢や互いの位置関係の微調整をすることです。その調整で起きる反応に違いが生まれるわけです。

身体と身体のあいだに起きる反応は、本質的に意識のコントロール外で起きることなので、意図的にできるのは反応以前の準備の体勢、感じることができるのは反応後の状態ですね。

身体と身体のあいだで、息と息のあいだで、〝思わず〟起きる、相互作用、共鳴といったものは、整体をはじめ、おそらくあらゆるボディワークの技術が成立する前提ともなっています。日常レベルで誰もが経験する身体同士の共鳴現象を見ていきましょう。

呼吸の〝間〟の引き込み・共鳴

あくびが伝染《うつ》るとき

〝あくびが伝染る〟。誰もが経験することです。あくびをするときのシーンを考えると、あくびには4つのパターンがありますね。

1．眠りにつく前など、すでにある程度リラックスしている状態で、さらによりよくリラックスして呼吸を深めるとき。
2．目覚めたときなど、眠気を払って、覚醒スイッチを入れるとき（基本的に〝伸び〟とセットになっている）。
3．ストレスによる緊張をゆるめようとするとき（＝生あくび）。
4．退屈をガマンすることによる緊張をゆるめようとするとき。

1は、すでに〈吸〉よりも〈呼〉でゆるむ呼吸になっている場合に、さらによりリラックスしようとしているわけです。

2は、〈呼〉でゆるんでいる状態から、〈吸〉より〈呼〉で集中を高める呼吸パターンに切り替えるための〝あくび＋伸び〟。

3は、〈呼〉と〈吸〉のあいだが詰まっているのを少しでもゆるめようとするあくびで、思い切りあくびをするというイメージはありません。

4は、ガマンしていると、顎と首が緊張します。本能的に首をゆるめたくなり、眠くもなります。眠るわけにはいかないときにあくびでゆるめて、首の緊張をリセットしようとするわけです。

あくびは息を深く吐くとともに、直接的にはまず、首や肩の周りの筋肉の緊張をゆるめます。そのリラックスの波はさらに胸から全身に広がり（胸がゆるんで涙が出ることも）、〈呼〉と〈吸〉のあいだが広がるわけです。この〈呼〉と〈吸〉の〝間〟が、そのときの身心の要求に従って、リラックス方向に加速する、または、集中に舵《かじ》を切ることになるわけです。

〝あくびが伝染り〟やすいのは、1の場合ですね（4も少しはありそうですが、2と3はなさそうです）。〝伝染り〟やすさの差はリラックス度（＝〈呼〉と〈吸〉の〝間〟）の差でしょう。リラックス感のある場で、互いにリラックスできる人とのあいだで〝伝染り〟やすいわけです。一種の〝共感〟あるいは〝共鳴〟です。1の場合はすでに〈呼〉と〈吸〉のあいだに、ある程度の〝間〟があるのをさらに広げているわけです。この〈呼〉と〈吸〉の充分な〝間〟は、互いのあいだにある程度の親しみがあれば、相手の呼吸を引き込んで、あくびとリラックスの〝場〟を生むのです。

多くの動物があくびをしますが、〝あくびが伝染る〟のは、人間では5歳以上、人間以外では霊長類、犬と飼い主のあいだなどで「学術的」にも確認されているようです。

「人間では5歳以上」とされているのは、どういうわけなのか？　整体の場の感覚でいうと、幼児は自他の境界がなく、術者は間合いを調整する必要がありません。成長することは、自他のあいだに境界を作り上げるという〝不自由〟でもあったわけです。

〝あくびが伝染る〟ということは、〝つながり〟を妨げる自他の境界を、少し溶かして互いに〝通じ合う〟こと、リラックスし合うことになるのだと思います。

微笑み、そして笑いが伝染る

微笑み、大笑いも互いに引き込みあい、共感が生まれます。子どもの笑顔にはおとなも引き込まれて思わず微笑みます。初めて出会う人でも、こころからの笑顔には誰もが引き込まれ、「微笑みを交わし」ます。誰かが笑うとつられて大笑いするということも、とくに思春期では起きやすいですね。

一方、自然に生まれる〝こころからの笑顔〟とは逆のベクトルで、コミュニケーションの場を生むための意図的なツールとしても、笑顔は使われます。類人猿も笑いを共有し、コミュニケーションをはかるそうですから、起源の古さとともに、奥深さ、力強さがあるわけですね。

人間の笑いは、この二つのサルの笑いに由来すると言われている。微笑は相手に自分が敵意のないことを伝え、相手との緊張を解く。（中略）人間の笑いの多くは、サルたちの遊びの笑いに由来する表情だ。そこには相手と楽しさを共有しようとする気持ちが含まれている。

（山極壽一《やまぎわじゅいち》「『笑い』サルとの違い」毎日新聞　2013年2月24日）

見知らぬ他人とのあいだでも、たとえばエレベーターの中などの緊張する閉鎖空間では、「敵意がない」「場を共にする」「気を許している」サインとして微笑むこともよくあります。「歓迎」「友好」のサインとして、接客サービスではもちろん、仕事上のコミュニケーションのスキルとして身につけるように「職業訓練」される職場もあります。こういう儀礼的な〝硬い笑顔〟は、〝こころからの笑顔〟と違って、本当には〝気を許す〟ことはできません。接客スマイルは「感情労働」ですね。

〝笑い〟は共有されるのが基本。独りで笑うのは、「苦笑い」や、あきらめで「笑うしかない」とき、「冷めた笑い」「乾いた笑い」など、同じ笑いでも表情が乏しい。テレビのお笑い番組は、笑う観客がいないとちょっと成り立ちにくい感じがしますね。**笑いは一方的に伝えるものではなく、共有されて盛り上がる＝「受ける」もの**です。

YouTubeの笑いはどうか？　最近はスマホを見て独りで大笑いする人もいるようですが、その場にいない誰かと笑いを共有する暗黙の設定がある、または笑いの共有体験の蓄積が、その裏には必ずあるはずです。独りだけでは、笑うこと自体が身につかないでしょう。

〝悪い笑い〟も共有される

いじめの場での笑い、嘲笑・冷笑も、〝ブラックな共感〟と高揚感を生んで〝仲間意識〟を支えるツールになることがあります。良くも悪くも笑いには強い共感力があるのです。

最近ではSNS上で、人をバカにして笑うことは、悪魔的な〝共感ツール〟になっているようです。**昔から、人と人が和むための笑いだけでなく、誰かをバカにしたり**

貶《けな》したりする笑いの「黒歴史」も、誰の身体にも受け継がれ刻まれているのだと思います。

笑いは強力な呼吸法でもある

笑うとは、息を吐くことです（息を吐きすぎて、反動で吸いながら笑う「引き笑い」を例外として）。微笑むときは静かに、大笑いするときは強く。息を吐ききって、〈呼〉と〈吸〉のあいだがふわっと広がることで、〝共感〟を生み、互いを和ませる、あるいは高揚させる力があるのです。

微笑み（＝ホッとする息）

緊張していると唇をギュッと結びます。首にもみぞおちにも同時に力が入っています。試しに、みぞおちに指先で軽く触れながら、唇をギュッと結んでみましょう。みぞおちが一緒に硬くなるのがわかると思います。次に唇の両端を、指先で軽く左右に広げてみましょう。みぞおちは力が入りにくくなります。〝微笑みの唇〟そのものが、みぞおちをゆるめるというリラックスの基本を生むわけですね。これが〝友好のサイン〟としてのボディ・ランゲージになるわけです。

ただし〝微笑みの唇〟も、形は同じでも、義務的ならば硬く、自然にあふれてくるようなときは柔らかい。それは相手の身体にも確実に伝わります。唇が柔らかいほうがみぞおちはよりよくゆるみ、〈呼〉〈吸〉の〝間〟が相手のリラックスを誘います。

大笑い（＝強い吐息）は〝間〟から生まれる

〝微笑み〟と〝大笑い〟、見た目も大きく違いますが、お腹の力の入り方が違います。みぞおちがゆるむのは共通ですが、大笑いは下腹にぐっと力が入って、お腹を下から絞り上げ、横隔膜を大きく押し上げます。「腹が痛くなるほど笑う」こともあります。つまり息を吐ききるわけです。〈呼〉と〈吸〉のあいだに大きな〝間〟が生まれます。この〝間〟に引き込まれて笑いが笑いを呼ぶわけです。

笑いは型にはまったもの、堅苦しいもの、息苦しい空気を打ち破ります。たとえばドキュメンタリーなどで、厳しい環境に置かれている人たちが笑い合っている光景を目にすることがあります。笑い合うことで重苦しい空気を破って身心のリラックスと〝下腹の気合〟を得るための〝生活の知恵〟ともいえますね。

笑いの需要は、社会環境が息苦しくなるほど大きくなります。息苦しい空気を、笑って「吹き飛ばし」たい！　確かに「お笑い」のステータスもどんどん上がりました。

もともとは業界用語だった「ボケ・ツッコミ」が普通の会話に登場するようになったのは90年代からだと思います（関西ではもっと前からかも）。「キャラ」「ネタ」「つかみ」「フリ」「オチ」「間がいい」「噛む」「スベる」など、単に「お笑い用語」としてではなく、普通の会話を「回す」技術としても意識されています。会話の内容そのものよりも、〝流れ〟を意識（メタ意識）するようになっているということですね。

お笑いは〝間〟を重視します。まったく同じ台本でも、動作やセリフのやり取りのテンポ、勢い、といった流れの中で、〝間〟という〝無〟の瞬間が笑いの爆発を生む。面白いことを言うのは「ボケ」の役割ですが、「面白さ」のフレームを際立たせ、盛り上げておいて、ふっと脱力させ、空気を異次元化（＝笑いに）するのが「ツッコミ」の機能です。

面白いもつまらないも、〝間〟次第。〝間〟が、盛り上げたり、脱力したりという展開を生むわけです。〝間〟が悪いことは、「噛む」と同様、流れが止まる、停滞する、固まる（＝寒い）ことになるわけです。

これは人と人のあいだで成り立つ「ボケ」と「ツッコミ」ですが、自分の中でも成り立ちます。自分でボケて、自分でツッコむのです。〝自分〟と〝自分を観ている自分〟のあいだで、ボケて、ツッコむ。自分の中に、そういう〝間〟があれば、息詰まりを解くことができるわけです。「ほ〜、よくやる自分」「落ち込んでるのか〜」「あれあれ？」「やれやれ」「もーいいわ」……ぶつぶつ言うだけでも、合いの手だけでもいいと思うのです。そこにちょっとだけ、〝間〟が生まれれば、笑いが生まれないままでも、気分は変わっていきます。

笑いの中でも、「涙が出るほど笑う」ことがあります。涙が出れば、泣くのと同様にリラックスします。笑って盛り上がりきると、涙が出てきてホッとゆるんでくるのです。「笑い」と「涙」はすぐ隣りにあるものです。よくできた「笑い」のドラマ・映画の中で、悲しみや切なさがむしろ際立ったり、悲惨な設定の映画や、厳しい世界のドキュメンタリーの中でこそ「笑い」が深い余韻で響くことも多いのです。

感情は「こみ上げる」

感情は「こみ上げる」ものです。「笑いがこみ上げ」「悲しみがこみ上げ」「怒りがこみ上げ」など、こみ上げ、あふれるのが感情なのです。「熱い」も「冷たい」も感情ですね。こみ上げるのが「熱い」で、感情が応答しないのが「冷たい」です。「苦い思い」もこみ上げるときがあります。ジワッとこみ上げる場合もありますが、ブワッと一気にあふれ出すこともあります。

一方で、「笑いをこらえる」「悲しみをこらえる」「怒りをこらえる」、つまり抑えたりガマンしたりすることもままある。排泄をこらえるのにも似ています。笑ったり、泣いたり、怒ったりしては〝マズいシーン〟があるわけですね。〝笑う〟と〝泣く〟はセット、裏表、あるいは隣り合わせの感情ですが、〝怒る〟はなにかちょっと感触が違います。

どう違うのか、ちょっと〝体感的に〟考えてみました。**〝笑い〟と〝悲しみ〟は湧いてくるだけですが、〝怒り〟は湧くだけでなく、「ぶつける」「ぶちまける」もの**です。つまり「振り上げた拳」はどこかに振り下ろさずにはすまないもの、〝怒り〟は必然的に誰かにぶつけるものといえます。誰かがターゲットになるという点に違いがあるようです。〝笑い〟の中でも「あざ笑う」は特殊な〝ひねくれた笑い〟で、ターゲットがあります。しかも「怒りをぶつける」よりも感じが悪いです。ターゲットを下に見る＝「見下す」という上下関係が、その中にあることが理由だと思います。

笑うことも、泣くことも、排泄と同じく、あまりガマンすると身体によろしくないですが、怒ることは「はた迷惑」な場合も、他者を「傷つける」場合もあります。なかなか厄介ですね。

怒りとどう付き合う？

怒るということは当然トラブルを生むことが多いので、抑えなければいけないことも多いわけです。でも、なんでも感情を抑え込んでしまうと元気がなくなります。〝怒り〟とどんなふうに付き合うことができるのか？

同じ〝怒り〟といっても、人と人のあいだの関係によって随分意味合いが変わります。

まずはザックリと、怒っていい場合、怒ってはダメな場合の、2つに分けて整理してみようと思います。

1. 怒っていい場合

怒る対象が、自分より権威がある、強い、大きい（集団・組織など）場合、人道に関わるような場合、義憤・正義感といえるような場合。ただし、人に正義を押しつけたりすると、嫌がられることもあります。

が、だいたい大丈夫なのではないでしょうか。私の妻はよくテレビに向かって怒っていますが、そういうのも〝あり〟だと思います。ただ自分のほうの立場が弱かったり、力が弱かったりすると、逆に自分がやられてしまうので、難しいことも多い。

相手と対等な場合も、怒ってもいいでしょう。いくら怒っても、あとで気まずい関係にならなければいいのです。これは、人と人のあいだの相性によって大きく左右されます。相性は、相性としか言いようのない意識以前の身体同士の化学反応（ケミストリー）です。本気で怒鳴り合っても大丈夫な相性も、あるのです。

2. 怒ってはダメな場合

相手のほうの立場が弱い場合、明らかに力が弱い場合、怒りをぶつけるのは問題が多い。しかも、相手が対等か上の場合は、怒ろうとしても抑制が働きやすいのですが、相手が〝弱い〟場合は抑制がききにくく、理不尽な怒りをぶつけてしまいがちです。職場ならパワハラやいじめになりますし、身近な関係なら虐待ということにもなります。

笑いや悲しみも含めて、**感情は人と人のあいだで盛り上がります。恋愛関係にある場合や親子関係など、関係が近いほど盛り上がりやすく、同じような関係に見えても、〝濃い反応を起こす（引力が強い）相性〟か、〝反応が薄い（引力が弱い）相性〟かによっても大きく左右されます。強い感情とは〝爆発〟するものです。**

相手を傷つけるような怒りは、なんとかしたいものです。ただそう簡単に思い通りになるものでもありません。

呼吸で怒りを抑えられるか

怒りが湧いたとき、「数秒間待つ」「深呼吸する」ことで、興奮を鎮めることができるといわれます。これは実際、ある程度できます。ただ前提として、その場で、〝怒りが湧いてきた〟ことに気がつく必要があります。気がつくことができたら、鎮められる可能性はあるわけです。問題は、〝爆発〟しやすい状況の中でも気がつくかどうかですね。

怒りをぶつけているだけなのに「注意してやっている」「しつけている」としか思っていないような場合は、どうにもならないわけで、第三者がなんとかする以外にありません。

怒ってしまったあとで、後悔したり、自己嫌悪に陥ったりする場合は、自覚があるだけにつらいのですが、まだなんとかできる可能性もあるわけです。

傷つきやすい関係

半世紀前は、怒鳴り合っている人たちは今よりずっと多くいました。とくに私が育った「下町」的な環境では、「バカヤロー」が飛び交っていたわけです。今よりずっと暴力的でもありました。今だったら「虐待」と言われるような「しつけ」も、堂々とまかり通っていました。私は子どもの頃、父に竹刀《しない》で殴られました（手加減して叩いてはいましたが、子どもにとっては痛いし、恐ろしい）。たまらず私が家から裸足で逃げ出すと、近所の公園まで追いかけてきました。公園まで逃げると、なぜかそこで笑い始めて、終了でした。公園という場所が何か気をゆるめる〝脱力スポット〟だったのかも知れません。近所中で「あそこの親父は怖い」ということは知れ渡っていたわけです。我が家ばかりでなく、どこの家の中の怒鳴り声も、笑い声も近所中に聞こえていました。聞こえてしまうことを気にしていなかったわけですね。

家庭内のこととはいっても、20世紀の半ば頃までは、プライバシーという意識そのものがない。現在と比べると相当にオープンでした。オープンであることで、怒りもある程度歯止めがあった気がします。その頃に比べると21世紀の今は、家庭が閉鎖空間化していて、歯止めが利きにくくなっているのではないかと思います。空間が閉鎖的であるほど人と人のあいだの反応は濃くなり、激しくなります。

あの頃の近所の家々の庭は、子どもたちにとっては通り路で、たとえ怒られても、へっちゃらでした。あちこちで怒鳴り合っている人たちがいたからでしょう。90年代はじめに中国を訪れたとき、北京でも上海でも、人々があちこちで怒鳴り合い、クルマはクラクションをブイブイ鳴らす。ちょっと懐かしいような気分になったものです。だからといって、今よりもずっと暴力的で、犯罪率も高く、今なら〝差別発言〟になるような言葉が飛び交っていた〝あの頃〟に戻りたいとも思いませんが……。

今はどうでしょう？　人と人のあいだが、ずっとデリケートになっていると思います。気を遣い合って微妙な関係を維持している気がします。〝気疲れ〟します。「人にやさしく」もありますが、ムリして気遣っている面もあるわけですから、弱い立場の人に、つい〝当たる・キレる〟衝動も出やすくなっているのだと思います。

怒りをぶつけてしまう前に、自分が怒りをぶつけようとしていることに気がつく。まずはここです。気がつくためには、最低限の〝余裕〟が必要です。

息が詰まりすぎている＝「息つく暇がない」と、感情の流れに飲み込まれて、〝自分の今〟を少し引いてみる〝間〟も生まれません。まずは何はともあれ、どこかで「息をつく」ことですね。

怒りのもとにある感情の根っこ

抑えつけられ、溜め込まれている感情がこみ上げるとき、〝怒り〟になるのか、〝笑い〟になるのか、〝泣き〟になるのか、その分岐点が身体の中のどこかにあるのだと思います。お腹の動きが悪ければ、ムカムカします。低気圧が近づいてきてイライラすることもあります。生理前でイライラすることもあります。当然怒りっぽくなるわけです。

そんな場合でも、笑ったり、涙を流したりすることで、気分が良くなることがあります。お笑いを観たり、映画を観に行ったり、音楽を聴いたりすることで、笑い、涙を流し、感動し、感情の根っこにある〝モヤモヤ〟を、多くの人は発散しているのではないでしょうか。

人によって、食べる、しゃべる、歩く、走る、踊る、歌う、旅する、ペットを可愛がる、などなど、いろいろな方法で〝モヤモヤ〟を発散して、サッパリした気分になります。映画や小説の暴力的なシーンに入り込むことで、怒り直前の〝モヤモヤ〟が、かえって発散することもあります。ロシアン・ジョーク（アネクドート）のようなブラックな笑いは、怒りを笑いに変えると同時に権力批判でもあります。本を読むこと、夢想すること、計画すること、哲学することなど、〝頭の中〟で発散する人もいます。

〝黒い怒り〟がこみ上げる前に、別の回路で発散できれば、〝余裕〟が生まれます。

その前に、最低限の〝暇〟が必要ですが……。24時間休みのない育児や介護などには、どうしても人の助けが必要ですし、やはり〝働きすぎ〟もよくないですね。

人と人のあいだに起きる感情の波

〝笑い〟のところでも触れたように、感情は人と人のあいだで互いに引き込み合い、波立ちます。波同士が共振すると大きくなります。恋人同士や親子関係のような密な関係ほど共振しやすい。

〝恋に落ちる〟瞬間も共振でしたね。共振を重ねるほど、関係は密になり、さらに波が大きくなって暴走し、激突しやすくなります。あまり波が激しいと、疲れ果てて関係が壊れます。うまくいけば、だんだん激しい波は穏やかな波に移行して、落ち着いた関係になっていきます。お互いの息が程よく〝合って〟くるわけです。

親子関係は人間関係の中で最も密で、相性によっても大きく変わりますが、最も難しい関係といえます。家族より難しい人間関係はないのです。半世紀前には、いくら可愛がられていても家族とはいえなかった犬や猫が、今や〝家族の一員〟になったのも、家族のあいだの波を穏やかにするための〝知恵〟です。

よく「逃げないで向き合わなければいけない」と言われますが、真剣に向き合うほど関係は密になり、余計に波は激しくなります。本当にどうにもならないときは、逃げたり離れたりしたほうがいいのです。

互いの距離感があまりにも密でなければ、お互いのあいだの波立ちが激しくなるか、穏やかになるかは、呼吸の〝間〟で大きく変わります。〝間〟が合いすぎると、波はどんどん高くなり、呼吸は荒くなり、息苦しくなるわけです。

　互いの波が少しずれれば、波は打ち消し合うようになります。**自分の呼吸を数える余裕があれば、呼吸を数えるだけでもちょっと鎮まります。反応を一息遅らせるだけでもいいのです。一息ついて、感情の沸点が一息遅れれば、それだけで〝間〟は外れて、反応が穏やかになっていく**のです。噛み合いすぎる〝間〟を外す。難度高いですね。

　整体の現場でも、互いの反応が強いほどいいわけではありません。反応が強くなるほど、間合いが詰まってきて、息苦しく、熱苦しくなって、かえって身体の変化の流れは停滞します。間合いを外して仕切り直すと、再び流れはじめます。

相性

相性とは、意識したり考えたりすることよりも深く、速い、身体同士の〝化学反応（ケミストリー）〟です。

意見や趣味がまったく違っても〝気が合う〟〝馬が合う〟という相性があります。逆に考え方や趣味がよく一致しているのに、〝気が合わない〟相性もあります。互いのあいだに強い〝引力〟が働いて、すぐ激突するが、すぐにおさまる〝仲がよい〟相性、すごく盛り上がったかと思うと、激しく険悪になったりということを、周期的にくり返す相性（つまり良くも悪くも〝すごくよく嚙み合う〟相性）。一方的に引力を感じる、非対称な相性。また、互いにまったく反応しない、関心も湧かない、かすりもしない相性もあるわけです。

意外に見落とされやすいのが、互いのあいだの〝引力〟が穏やかで、互いにゆるみ合う、ボーッとしたまま何も話さないでも一緒にいられるような〝楽な相性〟。つまり、互いにあまり意識しないで付き合える、隣り合う関係そのものが生まれやすい相性です。

若いうちは、強い引力が働く〝濃い相性〟の人に気が引かれ、〝楽な相性〟をスルーしてしまいやすいものです。30代くらいまではなかなか気づかず、何度か失敗してやっと気づくことも多いですね。

〝楽な相性〟とは、面と向かい合っても、〝隣り合っている〟という、なかなか味わい深い関係です。身の周りに一人欲しいものですね。

なぜ人の悩みを聴くと疲れるのか

〝悩んでいる〟というと、弱っているイメージがありますが、むしろ〝パワフル〟な場合が多いのです。呼吸は詰まって息苦しいのですが、その呼吸には、人を引き込むパワーがあります。

〝悩み〟を聴くことは、互いの距離感が近づくことでもあります。聴く側の姿勢は、一生懸命聴こうとするほど、引き込まれて前に傾き、胸や首に力が入ります。息も詰まっていくのです。話は基本的に同じところをぐるぐる回り、何度でもリピートします。話自体にも〝間〟がありませんし、呼吸にも〝間〟がありません。その回転する渦そのものにも〝巻き込み力〟があります。詰まった〈呼〉と〈吸〉のあいだにも〝引き込み力〟があります。〝重い話〟ほど、引力があります。巻き込まれる息苦しさだけでも充分な負荷ですが、そのまま〝姿勢が固まって〟しまうと疲れとして残ります。

〝悩みを話す側〟は共感を求め、〝聴く側〟は聴こうとすると同時に、無意識のうちに巻き込まれまいとします。逃れ、話を切り上げようとして、「悩みの解決策」を提示したくなります。ところが〝悩みの渦中の人〟は、〝悩みの渦〟の中にいる限りは、「解決策」に決して納得しません。たとえば友人や身近な関係の人が〝聴き手〟なら、親しいほど適度な間合いをとるのは難しく、このつらい距離感を嫌って突き放してしまうこともあれば、どんどん引き込まれて重苦しくなっていき、〝聴いている側〟が落ち込んでしまうこともありえます。家族は友人よりもさらに難しいといえます。

〝悩みを話す側〟としては、熱心に聴いてもらうほど、もっと聴いてもらいたくなり、興奮して、ゴールのないトラック上を走り続けることになります。悩みとは、基本的に解決がありえない問題設定にはまっているわけですから、その軌跡上には〝満足〟はありません。本当は、どこかで「コース・アウト」するきっかけがほしいわけですね。

話す側が〝聴いてもらった〟気がして、一息ついて、少し落ち着き、〝悩みの渦〟が少し解けたところで、やっと「解決策」を手にする気にもなるわけです。

〝聴いてもらえた〟と感じるのはどういうときか？

〝悩みの渦〟とは〝息詰まり〟そのものです。話にも〝息をつく間〟がないのです。〝悩みを話す側〟と〝聴く側〟には、〝間合いの攻防〟があります。互いに共鳴・共感して息詰まりを解いて、ホッとしたいのですが、そのためには、濃すぎない〝ゆるい間合い〟が必要です。〝悩む人〟は余裕がありません。共感してもらうためにひたすら間合いを詰めようとします。〝聴く側〟は話を受け止めすぎず、受けては横に流し、間合いを外していく。話の内容にはまり込まず、少し引いて、間合いを横にずらす。詰まっている間合いが、ふっと外れることで〝渦〟の流れにゆらぎができて、少し息がしやすくなる。そこから渦が少し解ける可能性が出てきます。ここで〝真剣に向かい合う〟と、どんどん間合いを詰めて、互いに身動きできなくなるのです。

整体の現場では、こころの問題は、むしろ身体の側から観ます。そのほうが、〝間〟

が生まれやすい。逆に身体の〝悩み〟は、こころの側から観たほうがいい場合も多いのです。

いずれにしろ、身体の反応をスムーズにするために、間合いが詰まって前がかりになりがちな術者側の姿勢を、時々外して少し引き気味にとりなおします。それでも前がかりになるときは、少し横にずらします。術者の身体（意識も）は相手の身体の中心軸に向かって引力を受けるので、少し横に外すと間合いがゆるむのです。何度も間合いをとりなおします。うまく間合いが合うと、呼吸がふっと変わるのです。

〈呼〉と〈吸〉のあいだがわずかにゆるむと、まずは吸う息が大きくなります。ここで初めて〈吸〉よりも〈呼〉のときにリラックスするという、〝リラックス呼吸〟が始まるわけです。そこからさらに、だんだん〈呼〉の息が長くなっていき、〈吸〉よりも長くなると、とりあえず〝ホッ〟とするのです。

「話を聴いてもらった」という感覚は、ちょっと息が軽くなったという感じです。第2章でも見てきましたが、〝通じる〟とは、互いのあいだの緊張関係がゆるんで、共鳴してホッとする＝息をつくことです。必ずしも話が理解される必要はないのです。理解しようとして、あまり真剣に聴いてもらうと、話す（聴いてもらう）側も、熱苦しく息苦しくなるのです。もともと、**完全に相手を〝理解〟するのは不可能です。〝理解する〟と〝通じる〟は違うのです。わずかに引いた距離感で、ふわっと聴いてもらったほうが〝息が抜ける〟＝〝通じる〟**のです。

〝耳を傾ける〟姿勢をイメージしてみましょう。首を少し横に傾けて、上体もわずかに「くの字」に傾ける、相手から見るとわずかな「くの字」はリラックス感、親しみやすさを感じます。「身を乗り出す」のは一生懸命聴く、あるいはすごく興味を持って聴いてくれている感じではありますが、相手から見れば、むしろ圧迫感や息苦しさにもなります。息が抜けません。近づくよりも、少し横にずれて、間合いがゆるむと、息が抜けやすくなります。

人間関係の距離感ということでいえば、身近な人よりも、少し距離のある人に〝ちょっと聴いてもらった〟だけ、聴いた人は〝何気なく聴いた〟くらいのときのほうが、ふっと息が抜けることは多いのです。

なんとなく話し、なんとなく聴いてもらうのが、一番ホッとします。

〝悩みを話す・聴く〟ような場面を含めて、コミュニケーションや人と人の接触・関係は、「面と向かう」か「背を向ける・逃げる」のどちらかしか選択肢がないのでしょうか？

面と向かわずに、横に居る関係

横に並んで話す場面は、それほど多くありません。料理屋さんやバーのカウンターに座って、一緒に食べたり飲んだりしながら話す。電車やクルマなどのシートに座って隣り同士で話すときなどです。そういう場合でも、話が盛り上がったり、真剣になったりすると、思わず身体を捻って「向き合って」話そうとするでしょう。

隣り合う関係は、一番緊張感が少ない、ゆるい関係なのです。身体の左右はとても無防備で、意識されにくい空間です。向かい合えば、必然的に互いを意識せざるをえませんね。「背中合わせ」も、やってみると分かりますが、かなり敏感です。小さい子どもは前も背後も同じくらい敏感です。手を黙って近づけると必ず振り返ります。左右は、一番「気のおけない」ポジションなのです。

隣り合っていると、「話さなければ場が持たない」という圧力も弱くなります。なんとなく〝間〟が持ち、リラックス感も生まれやすいのです。映画、コンサート、ドライブなど、昔からデートの定番ですね。この〝気を許しやすい位置関係〟が、同じ方向を見ながら感情を共有するための状況設定として使われてきたのだと思います。人と人が一緒にいる場とは何だったのか？　あらためて、このポジションから一緒に眺めてみましょう。

何もしゃべらないで一緒にいると、たいがい落ち着かなくなります。逆に、一緒にいて何もしゃべらないでいられる関係とは、よほど〝楽な相性〟の場合です。何もしゃべらないでずっと一緒にいられる〝楽な関係〟はなかなかないですね。しゃべらなくても、身体同士が互いに和んでリラックスする場が、自然に生まれているということです。

小さい子ども同士なら、一緒にいてそれぞれがなんとなく意識し合いながらも、勝手に遊ぶことができます。成長して10代になると、もう難しくなります。思春期には、逆にうるさいくらい絶え間なくしゃべるようになります。

子どものときにはおしゃべり抜きで共有できた人と人のあいだの場（＝身体同士の共鳴の場）が、成長すると、言葉を話すことで支えないと、成り立たなくなるのです。〝場〟を支えるのは、意味のある会話よりもむしろ意味のない会話です。意味のある会話は目的を達すれば、即終わりますが、その意味のある会話の前提になる人間関係を〝持続可能〟にし、意味のある話を円滑にするのは無駄話、世間話、冗談などのジャンクな部分です。つまり無駄話で場をつなげられるのは、高度なコミュニケーション技術なのです。「向かい合い」ながらも、無駄話で場を和ませる＝お互いの緊張をほぐす。**言葉のコミュニケーションの基本は、身心が場を共有するための、意味ありげな〝合いの手〟なのではないかと思います。むしろ意味なくつながることのほうが、コミュニケーションの本質**なのではないでしょうか。

思い出してみましょう。〝隣り合う〟関係とは、成長の中で言葉が生まれる直前の、盛んに何かを指さして親とともに視ることをくり返す「共視関係」の場と、同じ位置関係です。言葉の悪循環＝悩みにハマったときにも、この**〝向き合わない〟位置関係の中にある「話すともなく話し」「聴くともなく聴く」空気感が、身体の奥にある言葉以前のゆるい共感（＝ホッとする息）を生む**のです。

とくに悩んでいない場合も、互いに気を遣いすぎるような人間関係の中で、ゆるやかなコミュニケーションの場を生む位置関係として、隣り合う関係は、もっと活用されていいと思うのです。

輪になって座る「哲学対話」

身体と身体のあいだが安心・安定していることは、余分な気遣いがいらない分、深い対話ができる可能性すらあります。

隣り合う関係は、考えそのものを深めること＝「哲学的に考える」ためにも有効なようです。

（哲学対話とは）「哲学」と呼ばれる分野の知識を理解して習得することではなく、考えることを〝身をもって〟学ぶことである。それには「対話」という形がふさわしい（括弧内筆者）。（中略）

哲学対話は、輪になって行う。できれば机はなしにして、椅子だけがいい（床に座ってもいい）。机があると、人はそれだけで話さなくなる。そんなバカな！と思うかもしれないが、本当にそうなる。（中略）

また円の形も重要である。輪になって座る時は、できるだけきれいな円を作るのがいい。（中略）

個人的であると同時に、体験として一緒に感じている文字通りの「共感」が起きる。（中略）

「聞く」ことを、理解することから切り離したほうがいい。

むしろ重要なのは、ただ「受け止める」ことだ。

（梶谷真司『考えるとはどういうことか』幻冬舎）

子どもからおとなまで、このような感じで「哲学対話」を進めると、人の話をよく聞けるようになり、自らの考えも深まるというのです。

ここでとくに注目したいのは、〝輪になって座る〟ことです。きれいに円になって座ることは、全員が隣り合うということです。しかも、なるべく互いのあいだを詰めて座ったほうがいいそうです。〝対面〟感よりも、〝隣り合う〟感が強まります。

これまでも触れたように、「受け止めること」「共感すること」は、その内容にかかわらず〝通じる〟こと、〝分かる〟という体感そのものです。**〝隣り合う関係〟**は、**〝共に視、共に考える〟**場を、**身体ごと提供してくれる**わけですね。

第4章　呼＊吸の極意

整体の極意は――呼＊吸の極意

整体、そしておそらくあらゆるボディワークのキモ、〝極意の在り処〟は、〈呼〉と〈吸〉のあいだです。

しかし、（序章でも触れましたが）実際の整体の中では、〈呼〉〈吸〉の〝間《ま》〟を意識しすぎると即、（とくに指先に）力が入って、相手の身体にその緊張が伝わってしまいます。それでは逆効果で、受け手の〈呼〉と〈吸〉のあいだはかえって縮んでしまいます。そういうわけで、私は基本的に〈呼〉〈吸〉の〝間〟に直接〝仕掛ける〟ことなく、〝待つ〟ことにしてきたわけです。

お互いの間合いを調整しながら待っていると、〈呼〉〈吸〉の〝間〟は、どこかのタイミングで〝ふわっと〟生まれて、身体のバランスが動くのです。

たとえば骨盤は、呼吸運動（＝腹式呼吸そのもの）の要《かなめ》ですが、疲れやストレスで硬くなり、骨盤の呼吸運動もこわばりが生まれます。〈呼〉と〈吸〉のあいだが広がれば、即、骨盤の弾力（＝骨盤の滑らかな呼吸運動）が復活します。呼吸の深さは、骨盤の呼吸運動に最もよく表れるといっていいと思います。

呼吸が深くなり始めるときの動きは、息を吸うときに、目に見えて骨盤が大きく膨らむように動き始めるので、誰でも観察できます。ということは、〈吸〉の動きが大きくなる直前の〈呼〉〈吸〉のあいだに、明らかに〝何かが起きて〟いるわけです。そこからさらに呼吸をくり返すごとに〈呼〉がだんだん深く・長くなり、〈吸〉より〈呼〉が長くなったところで、さらに深い〝間〟が生まれ、その瞬間に身体のバランスが切り替わる。というのが、整体の基本的サイクルになるわけです。

間合いを保ちながら待っていれば、放っておいても、〝何か〟は起きるのですが、やはり気になります。もう一度、この呼吸が広がる直前の、不可視の〝何か〟＝〝極意の在り処〟を洗い直してみましょう。

呼吸を数えて分かったこと

整体中に、相手（受けている人）の呼吸を数えていると、〝意識が落ちる〟ことについてはお話ししました。〝数える〟ということは、〈呼〉〈吸〉の〝間〟に〝意識の焦点を当てる〟ことになると思います。意識するだけで、指先にはつい力が入ってしまいます。鋭く意識しようとするほど、余計に力が入ります。その緊張が伝わって、受け手の身体も緊張して、〈呼〉と〈吸〉のあいだがかえって〝息詰まって〟しまう。それは避けたいわけです。どうも、そこで術者側の身体の中に葛藤が生まれるらしいのです。〝数えること〟＝〝意識を当てること〟そのものが、術者自身の中で揺れ動く。数えようと努力するほど、眠くなることさえあります。

身体同士の互いのリラックスを高め合う〝共鳴的間合い〟を保つことに習熟しているほど、〝葛藤〟にハマりやすいようです。

とくに〈呼〉から〈吸〉への切り替わり（吸いはじめ）の頭に、ピッタリ意識を合わせようとすればするほど〝数が飛ぶ〟ことが、何度もトライしているうちにだんだん分かってきました。そこを適当に、だいたいな感じに意識すれば、数えられます。つまり、呼吸を大まかなリズムで観ていれば、数えられるわけです。

あらためて確認しておきましょう。相手の〈呼〉から〈吸〉への切り替わりの瞬間に意識がハマると、〝意識が飛ぶ〟＝〝ふっと脱力〟するということです。

もう一つ見えてきたのは、呼吸がより深く静かになってくると、〈呼〉から〈吸〉への切り替わりが、滑らかになって、息の吸い始めの瞬間が見えにくく（視覚的にも、

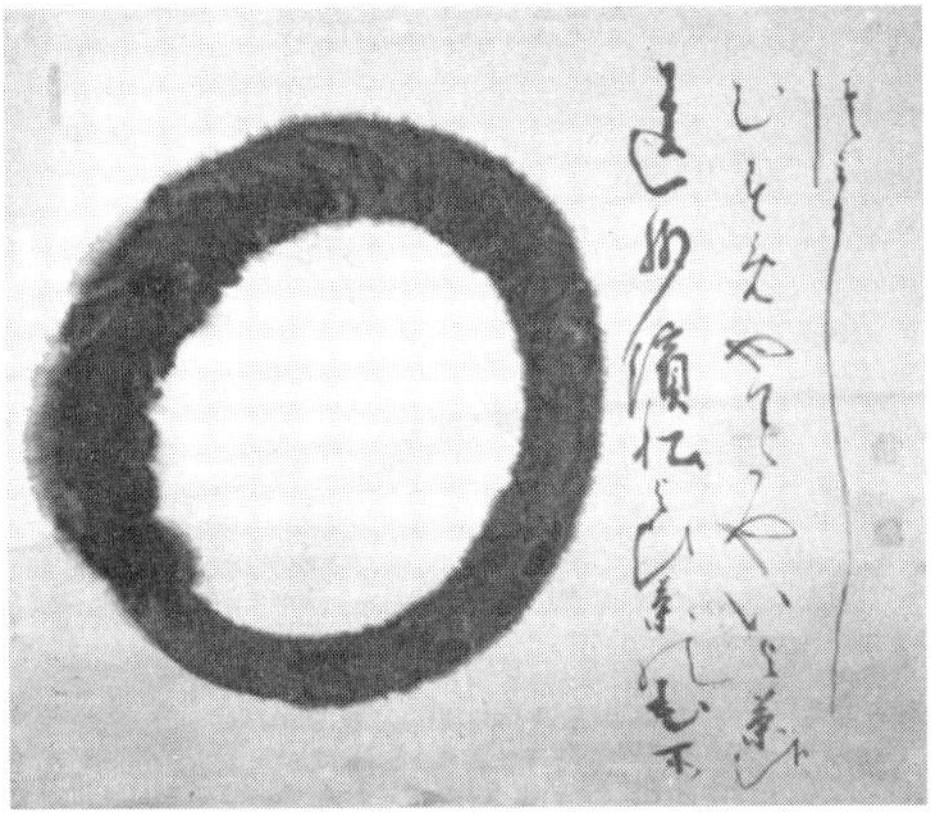

白隠の「円相図」

身体に触れていれば触覚的にも）なるのです。

〈呼〉と〈吸〉は、真逆の方向の動きですから、〈吸〉でも〈呼〉でもない〈無〉の〝切り替えの瞬間〟があって、なおかつ滑らかに動く、ということは、図形でイメージすると真円を描くことになると思います。

たとえば、禅の境地を表す「円相図」も、〝禅定〟の境地のありようを端的に表すとともに、呼吸の理想的ありようを表しているといえそうです。この場合、〝書〟として円を書くわけですから、少し細かいことをいえば、「円相図」は〈呼〉の一息で書かれるので、そこに表れるのは〈呼〉の勢い、躍動、静謐《せいひつ》といったことになります。

リラックスするときの呼吸

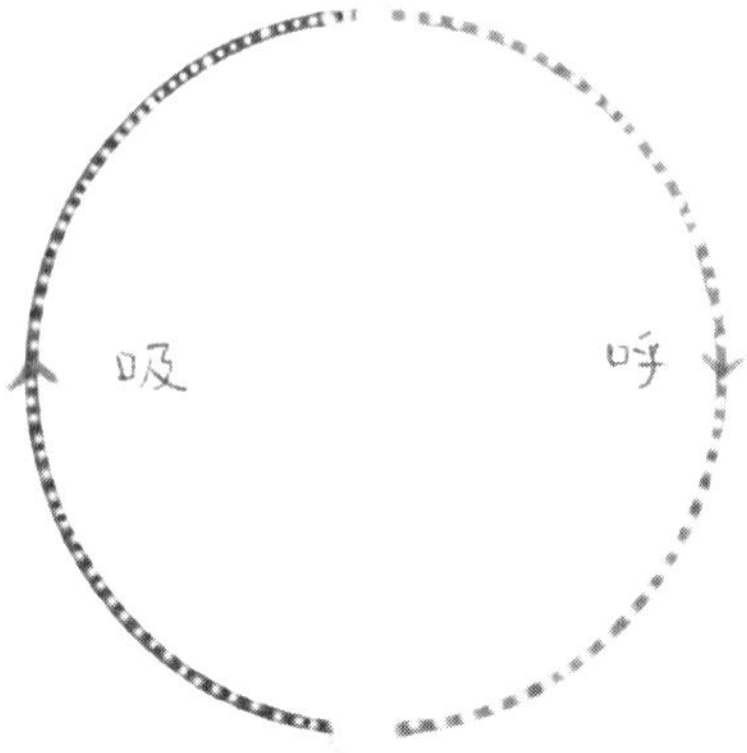

〈呼〉で、より脱力＝リラックス
〈呼〉〈吸〉のあいだは広がる

集中するときの呼吸

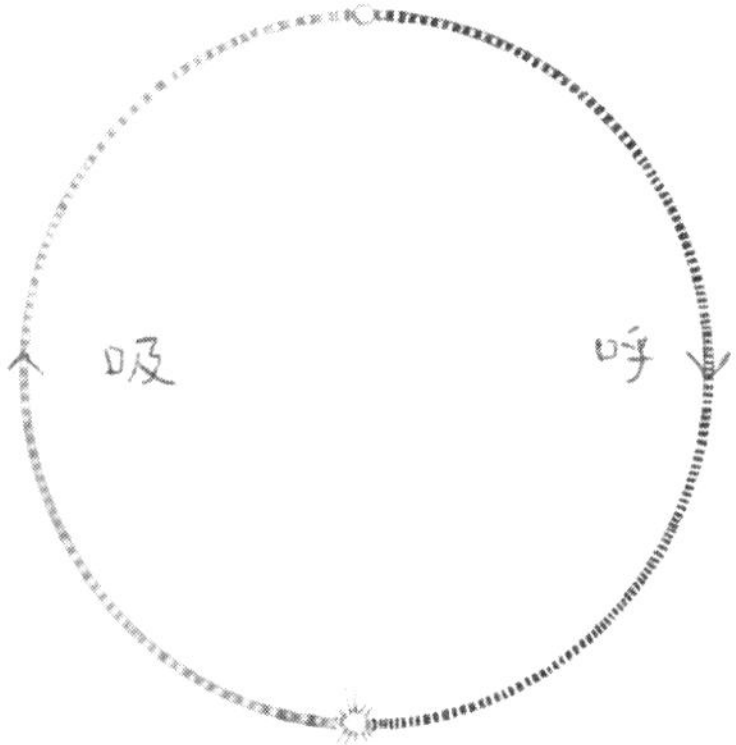

〈呼〉のほうで集中度高まる
〈呼〉〈吸〉のあいだは縮む

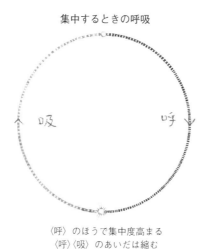

逆に呼吸が浅く、動きがギクシャクしている場合は、〈呼〉から〈吸〉へのあいだが詰まって、呼吸も短く、〈呼〉と〈吸〉のあいだが急角度に変化するので、〈呼〉から〈吸〉への〝切り替えの瞬間〟が見えやすく、数えやすいです。しかし整体では、〈呼〉と〈吸〉のあいだをゆるめて、呼吸を深くすることを目指しているのですから、ここをなんとかしたいわけですね。

〈呼〉〈吸〉のあいだで何が起きる？

深い呼吸ができるとは、身体が呼吸のたびに自在に膨らんだり縮んだりできる柔らかさを持っているということです。たとえば、うつ伏せで、骨盤や背骨を少し大きめに左右に揺すってみると、呼吸が深い場合は、手応えが軽く、自由にゆらゆら揺れます。

逆に呼吸が浅い場合は、揺するとどこかが硬く、手応えが重く感じられます。これをゆるめるべくアプローチするわけです。直接そこに触れる、あるいは別の敏感に反応しやすい場所に触れるアプローチもあります。ふわっと触れて、うまく〝間が合う〟と、呼吸が応答し、同時に身体の固まっているところがゆるんできます。

最もうまく〝間が合った〟ときには、何かがふっと抜けて軽くなるような体感があります。でも大抵は、いきなり完璧に〝間が合う〟わけではなく、互いのあいだに反応が始まり、だんだん強く反応するほど、互いの間合いが詰まりやすくなります。すると、術者側の姿勢は〝前がかり〟になり、とくに指先に力が入りやすくなります。

こうなると、膠着《こうちゃく》状態になって身体はそれ以上ゆるまず、呼吸も深くなりにくくなります。とくに夏場は、身体は暑さに適応するために、胸をゆるめて放熱しようとするのですが、それが途中で停滞すると、胸の中がすごく熱苦しくなって、ストーブに当たっているかのような状態になります。ただでさえ暑いわけですから、大変疲れます。

若い頃はたぶん、身体が多少熱苦しくなっても平気だったし、無意識のうちに姿勢を変えて間合いを調整する〝体力〟もあったのだと思います。歳をとるにつれて、〝体力〟がなくなってきた分、この途中経過が、意識されるようになりました。意識的に姿勢をとりなおし、相手との距離感や意識の方向（間合いが詰まるほど相手の身体の中心軸に意識が向かう）を微調整することに、敏感になってきました。

姿勢を微妙に背中方向に引いたりゆるめたり、横にズラす、意識の方向を外すなど、より意識的に行うようになりました。

そうやっているうちに、どこかで〝間が合う〟と、ふっと抜けてくるわけです。その〝抜ける〟瞬間にも、より意識的になったように思います。

〝間〟の感触

前章で、人と人の〈呼〉〈吸〉の〝間〟が互いに引き込み合う様子を見てきました。互いの〈呼〉と〈吸〉のあいだが、より縮むのか、ゆるむ方向に向かうのか、互いの身体同士の間合い次第で流れが変わります。

〈呼〉と〈吸〉のあいだが縮むと、息詰まってしまって〝間〟として機能しにくくなりやすいのですが、〈呼〉と〈吸〉の切り替えが滑らかであれば、集中を高める〝間〟として機能することができます（第1章「一流アスリートでも、高度な集中はなぜ難しいのか」や「最高の集中と最高のリラックス――深い呼吸で表裏一体」の項でも説明）。

呼吸の数を数えることは、〈呼〉〈吸〉の〝間〟に〝切り込む〟ことになります。そこで、〈呼〉〈吸〉の〝間〟を区切る〝意識の刃〟を鋭くしようとするほど、かえって余計に意識は飛びました。身体が〈呼〉〈吸〉の〝間〟でバランスが変わることは、〝間〟の直後に、いきなり立ち現れるわけです。〝間〟そのものを、直接つかまえようとするほど、かえって〝間〟はスッと手（＝意識）をすり抜け、〝身をかわされ〟てしまうわけです。

それでも、今回はしつこく、〝数を数える〟＝〝切り込む〟ことをくり返してみました。すると、相変わらず相手の身体が変わる瞬間はスッと過ぎてしまいますが、互いのあいだの手応えの感触をどんなふうに保っているときに、ふっと〝間が合う〟のか、だんだん見えてきました。

〈呼〉〈吸〉の〝間〟に〝切り込む〟というよりは、〝ふわっと接触〟しているときに、自分の身体の側が〝ふっと抜ける〟のです。〝接触〟というよりは、〝ふわっと引く〟あるいは〝ふわっと抜く〟といったほうが近い。触れるでも、触れないでもない、「摩擦係数ゼロの接触」という感触といったらいいかも知れません。身体に直接手を触れていないことも多いのですが、〝手応え〟は同じです。

身体の自在な変化を生む場、〈呼〉〈吸〉の〝間〟は、触れる側にとっても、触れられる側にとっても無意識の場ですから、なんとなくそのあたりに近づき、〝無心〟を

ふわっと放つ、無重力空間にふっと〝落ちる〟というような感覚が、〝極意〟ということになりましょうか。

「間に合わない」「間に合う」の違いはどこに？

もう一度角度を変えてみます。〈呼〉〈吸〉の〝間〟はただの〝あいだ〟ではなく、そこに意識を合わせようとすると「間に合わない」ような特別な〝間〟です。〝間〟が閉じてしまうのか、逃げてしまうのか、とにかく〝間〟にミートしないのです。「間に合う」のは、「ビギナーズ・ラック」のような〝無心〟ということなのです。

序章でも触れたように、私が整体に関わり始めたほんの初期の頃、人の身体に触れるか触れないかという瞬間に、立っている相手がくたくた〜と崩れ落ちたのが、今思えば、〝間〟にたまたま〝無心〟で触れた（あるいは触れ合ったというべき）体験だったのだと思います。手で触れた場所は、たとえばツボのような特別なポイントではありません。首や背中であるか、手であるか、どこに触れるかには関係ありません。

このような例では、ちょっと大きめな脱力なので目に見えやすいのですが、もっと深い脱力（失神）でも短い瞬間なら気がつかないでしょう。整体の場で最も多いパターンは、受け手が眠りに〝落ちる〟ことです。その場合も、どの瞬間に〝落ちた〟のか、ほとんどの場合分かりません（気にもしていませんが）。背骨や骨盤が動く（＝どこかの筋肉がゆるむ、あるいは縮む）のも、筋肉が目に見える程度に痙攣したり、大きく動いたりしなければ、ほとんど分かりません。気がつくともうすでに、背中全体のフォルムに丸みが出て柔らかくなったり、お尻の筋肉がぷるっと丸く盛り上がったりしているのです。

〈呼〉〈吸〉の〝間〟と意識が出会うと、意識が〝落ちる〟。逆に〈呼〉〈吸〉の〝間〟に無心に〝触れる〟と〝触れられた側〟が脱力、あるいは〝落ちる〟。整体が終了したあとでも、脱力したまましばらく立ち上がれない場合や、立ち上がるとクラクラする場合もあります。

あくまで無意識の中で起こるので、〝間が合う〟としか言えませんが、前後の身体の変化から見て、〈呼〉〈吸〉の〝間〟——そこで何かが起こるのは、間違いありません。

呼吸が深くなっていくあいだの、どこかの〝間〟で、ふっと動いているらしいのは確かなのです。

数を数えることと関連づけてたとえれば、意識は実数、〝間〟は虚数iに似ています。意識という実数の流れに〝間〟が作用すると、瞬間、実数の連続の中にiが生まれて〝ワープアウト〟する。身心がリセットされる。理論ではなく感触として、そんな感じがします。

そういえば、私は高校生の頃、数学も計算も苦手でしたが、虚数iだけなぜか好きだったことを思い出します。数直線上の拘束から自由になるような感じがするのです。呼吸そのものの動きで、身体のどこかがふっとゆるんで、瞬間〝無重力〟状態になって、自らバランスをとりなおす。よく眠れて、呼吸が深くなれば、疲れがとれるのは、そういうことですね。

〝極意〟は、意識化するかどうか（根本的に無理！）は別にして、身体にもともとそなわっているわけです。

〝間〟が機能することは、よく眠ること以外にも、生活の中のいろいろな場面、そして〝芸能〟や、〝芸術〟として高いレベルで表現されるものの中に必ず含まれています。

〝間〟の加速
宮崎アニメの飛行シーン

宮崎駿《みやざきはやお》のアニメには必ずといっていいほど、〝飛行シーン〟が出てきます。『風の谷のナウシカ』『魔女の宅急便』『紅《くれない》の豚《ぶた》』などなど、〝飛ぶ〟のがとにかく好きとしか思えないくらいです。アニメの中に、さらに〝アニメらしさ〟が凝縮されたシーンになっているような気がします。

アニメーションは、アニマ（生命・魂）を語源として、動画という意味とともに、生気、活気という意味もあります。アニマルも語源を同じくするそうです。アニメの動きに〝命を吹き込む〟のが、〝間〟ではないかと思うのです。

飛行シーンを引き込まれるように観ていると、一瞬ふわっとなってから、加速したり、上昇したり、旋回したりする。そこに、観ている側の身体が加速度を感じる。くらっとくるような快感がある。一瞬脱力するような、〝間〟による加速、集中、解放、展開、などなど、〝序・破・急〟の流れが、そのまま目に見える飛行の〝動き〟として抽出されていると感じるのです。

飛翔体が描く動きに、観ている側の身体が同調する。〝息が合う〟。それは身体の中にデフォルトで〝飛行〟が埋め込まれていて、アニメの中の動きの〝間〟に呼応するのだと思うのです。音楽の中にも、踊りの中にも、物語の中にも同じように〝間〟が息づいているはずです。

「電車通勤の途中で海が見えてくる場所がある。海が見えた瞬間、ふっと途中下車したくなる気分に襲われる。実際に途中下車して会社を休んでしまったこともあった」と語る女性がいました。

気持ちが、ふっと脱力してしまう〝間〟が、日々目にしているような景色の流れの中にもあるのではないかと思います。

カットとカットの〝間〟

「映画はカットとカットの間の繋ぎ目に存在するような気がするんだ」シークエンスとシークエンスの間に存在するんじゃないかとも言う。（中略）カットからカットへ編集するその間にこそ映画が存在するんじゃないかと思い始めたのである。

「まだよく分からないけれど、これは映画になったと納得できるところは、繋ぎ目が的確なところだと気がついたんだ」

（黒澤和子『黒澤明「生きる」言葉』ＰＨＰ研究所）

カットの前後を、具体的にどこのコマで切り、つなぐかということは、どのようにでも選択可能です。でも、「映画になる」という〝何か〟が立ち上がるのは、「カットとカットの間の繋ぎ目」だというのです。

1秒間24コマで撮影されたフィルム上の〝写真〟が、映画として見えるためには、コマとコマのあいだの一瞬の暗闇＝〝無〟が必要です。写真（1コマ）投影（明）－コマ送り（暗）－写真（次のコマ）投影（明）、をくり返して1秒間に24コマの〝動画〟として見えるわけです。24コマでそのまま映写すると〝チラツキ〟を感じる映像になってしまうので、実際には、1コマを2つに割って〈暗〉をもう一つ入れて48コマ／秒上映されるらしいですが、いずれにしろ、〝無〟の瞬間が動きを生んでいるわけです。カット（＝観客の目線でもある）が切り替わるとき、写真と写真のあいだの〝つなぎ目〟の〝無〟の瞬間に、「映画が生まれる」と黒澤は言うのです。

しかも、「存在するような気がする」ということは、それが何だともいえないような、意識化できないし、直接コントロールできない何かだということでしょう。カットのつなぎ方そのものは、意識化できている法則性があり、技術は当然いくらでも駆使できるはずです。巨匠にして、この〝間〟そのものは「魔」だったのだと思います。

つなぎ目の〝無〟は時間的にはたかだか1／100秒ほどにすぎないし、そこには何もないわけです。映画の前後のカットの流れの中で初めて、〝間〟として機能するとしかいえません。この場合〝機能する〟とはどういうことか、〝機能〟は映画と観客のあいだに立ち上がり、観客の側にも〝間〟が生まれるということなのではないか。観客は視覚と聴覚だけでなく、映画に入り込み、全身で体感しているのではと思うのです。

たとえば富士山のような存在感が強いものは、遠くにあっても大きく見えます。大きく見えている感じがしても、写真をとるとすごく小さかったりしますね。私たちの眼は無意識のうちに、映画のカメラのように、〝ズームイン〟したり〝パン〟したり、カットを切り替えているわけです。つまり**身心の動きそのものが、カメラワークやカットの切り替えと同じ構造や〝間〟を、もともと持っているから映画に入り込むことができる**のだと思います。

体感する時間

見る側の人の意識そのものの中にも、映画のような〝明滅〟があって、映画の〝明滅〟と観る人の意識の〝明滅〟が共鳴して〝間〟が生まれるのではないでしょうか。

たとえば、高度に集中すると、瞬間の動きがスローモーションに見えるのは、映画のスローモーションと同じく、意識の〝明滅〟のテンポを上げ（間隔を縮め）て、瞬間のコマ数を増やしているのではないか（証拠はありませんが）。逆に、何かにすごく集中しているとき、また、いい音楽や、いい演技に引き込まれたときにも、時間があっという間に過ぎた感じがするのは、集中することで意識の明滅のコマ数が多くなっても、〝間〟の加速が働いて、〝一気〟に、超滑らかに時間が流れるのだと思うのです。退屈だと長く感じるのは、〝間〟が悪くて、流れがギクシャクするからではないでしょうか。あまりにつまらないと、眠くなったり、まったく違うことに意識が向い

明滅する意識のビートと呼吸の"間"

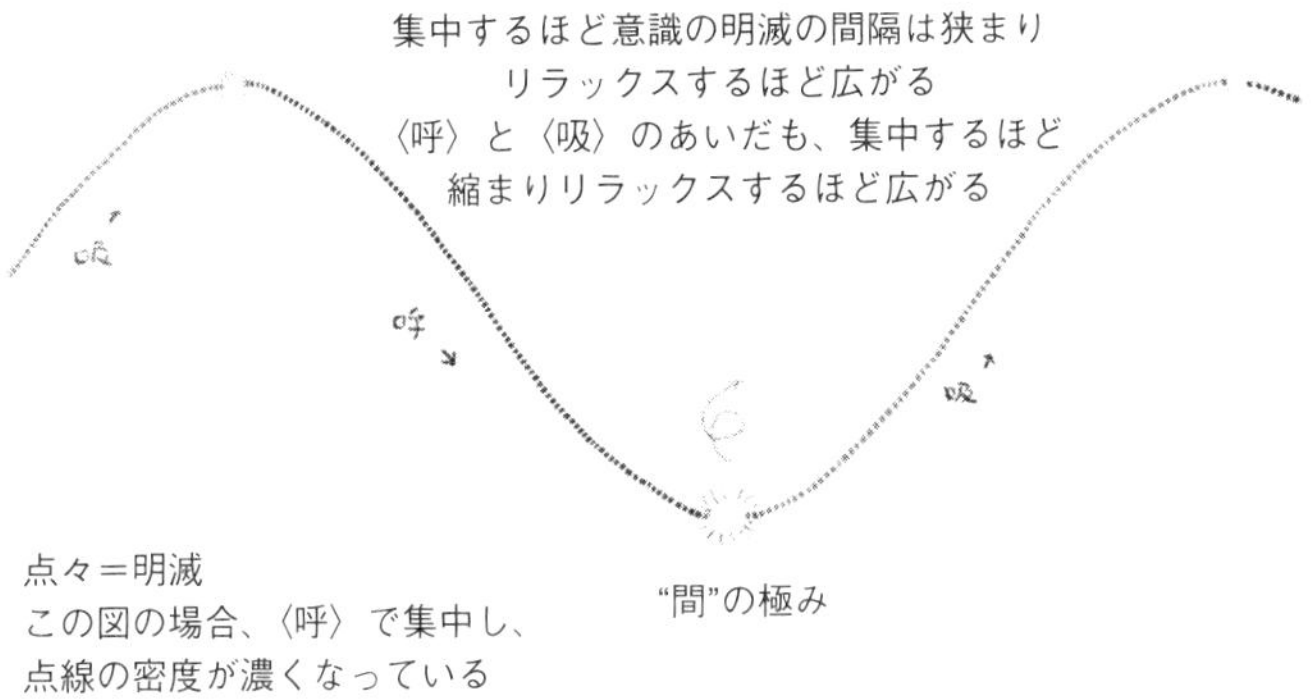
集中するほど意識の明滅の間隔は狭まり
リラックスするほど広がる
〈呼〉と〈吸〉のあいだも、集中するほど
縮まりリラックスするほど広がる
吸
呼
吸
点々＝明滅
この図の場合、〈呼〉で集中し、
点線の密度が濃くなっている
"間"の極み

て知らないうちに〝終わる〟ということもありますが……。

アニメの〝間〟

アニメの場合は同じ1コマといっても、コマを撮る前にまず描かなければなりません。実写の映画のように、ふんだんに映像を撮っておいてあとから編集するということが、膨大な労力とコストがかかってしまうために、できないわけです。あらかじめ、ムダな描画作業をしないですむよう、綿密なカットとコマの設計が要求されます。

つまり、制作のはじめから一つ一つのカットを正確に指定した上で描いているわけですから、カットのつなぎをどこでどうするのかについても、映画以上に意識的であるといえます。最初から、細部まで綿密に作り込まなければならない分、映像の流れを加速する〝間〟が、意図を超えて生まれてくれる可能性も低いと見込まざるをえません。〝間〟は、より高度に意識されやすいようです。

たとえば富野《とみの》由悠季《よしゆき》はこう言います。

> アニメに欠けているものに、芝居の〝間〟があります。これは、ぼくも演出できない代表選手です。
>
> あるのは、当事者たちが気がついていない物理的な〝間〟か、なにもさせないでできてしまった〝間〟で、それは映像のスキマで、〝間《ま》芝居《しばい》〟ではありません。
>
> 〝間の芝居〟は、トメではなく動き（演技として）が絶対不可欠な要素になって、そのうえで表現されます。（中略）
>
> ぼくの場合は、ヤバイ〝間芝居〟をつくるくらいなら力押しで流し切ってしまうという脅迫観念に、長年とりつかれていました。
>
> （富野由悠季『映像の原則』キネマ旬報社）

つまり、〝間〟とは、やはりただの時間的スキマではないというわけですね。流れをドライブする、流れの中にある目に見えない何か、としか言いようがないのだと思います。

俳句の〝切れ〟と〈呼〉〈吸〉の〝間〟

俳句は、言葉による〝超短編映像〟ともいえますから、〝間〟（＝俳句では〝切れ〟）については、さらに意識的にならざるをえません。そこに命を吹き込むために、前後の語句があるといってもいいのではないでしょうか。

呼吸でいえば、一句は一息の長さですね。たった一つの吐息の中にも、イメージの遠近、時間の移動、飛翔といった動きの中に〝間〟が生まれ、吐息はゆったり蛇行するようにゆらぎながら大きく流れる。詠み手と読み手、それぞれの呼吸に、また互いの〝間〟に、深い〝余韻〟と、身心の〝軽み〟を生むのです。

小学校の教科書にも載るような古典の三句を〝体感的〟に読んでみましょう（／は、

読むときのリズム＝休符を示しています）。

古池や／／／／蛙《かわず》飛び込む水の音／／／

実際の古池よりも、この句のイメージのほうがなんか存在感ありますね。キモはなんといっても、切れ字の「や」。これが、もし「に」だったら、「古池にカエルが飛びこんでポチャンと音がした」という感じです。「や」であることで、空間的・時間的〝間〟が生まれ、時間と空間を行き来する自由が生まれます。「や」のおかげで、「蛙飛び込む水の音」は動きと音が互いに境界を超えて渾然とした〝響き〟になり、蛙よりもむしろ、水の音に意識は近づきます。水の音のあとの余韻が深くなります。

音は聴こうとしなくても聴こえてきますから、目の前の古池を見ていて、そこに「飛び込む蛙を偶然見た」というよりも、水の音が聴こえたので、池が目の前にあることを意識して、しみじみした。実際にはそこにいない蛙を思い浮かべ、記憶の中の水の音と共鳴してよりリアリティを増して響いた、という可能性すらあります。いずれにしろちょっとトリップして一息つく感じだと思うのです。

やせ蛙《がえる》／／負けるな／／一茶／これにあり／／

「負けるな」と一茶のあいだに〝間〟があることで、「やせ蛙」を思わず応援している自分がそこに居るのか、あるいは「やせ蛙」がズームアップされ、一人称ではない「一茶」というちょっと情けないキャラを「引き目線」で見ている自分がここにいるとも見えます。「やせ蛙」と自分を同等に見て、ふっと笑いが出て脱力する。そういう感じかも知れませんね。

山路来て／／／なにやらゆかし／すみれ草／／

山路をずっと歩いてきて、ちょっと一休みというところでしょうか。「山路来て」「なにやらゆかし」のあいだにはホッとゆるんだ〝間〟があります。山路を歩く大変さと、「なにやらゆかし」という「しずやかな気分」のあいだには気分の〝間〟があります。なんとなく引かれるようにふと目に入ったのが、道端の「すみれ草」。小さくて、しかもどこにでも咲いているといえばどこにでも咲いていて、路を急いでいたら、まず目に入らない花ですね。

しかし、疲れているときや、落ち込んで弱っているようなとき、派手で存在感のあるようなものは余計に疲れるのです。「すみれ草」のような小さなものに思わず親しみを感じて、ちょっとホッとするわけです。そういう体感は、誰にでも無意識の記憶として身体に刻まれているのではないでしょうか。

だいたいにおいて、〝救い〟を感じるとか、〝ホッとする〟というものは、小さなものなのです。

中島みゆきの曲「ピアニシモ」の呼吸

私は、歌・音楽を聴かない日はほぼありません。ですが、歌詞についてはほとんど〝聴いていない〟といってもいいと思います。もちろん歌詞を覚えている曲も随分ありますが、その意味を意識することがほとんどないのです。英語の場合はもともと意味を理解しにくいので当然ですが、日本語でも、それほど差がないのです。音楽が好きといっても、人によって随分好みが違ったり、聴き方が違うものですね。

そんな私でも、曲によって、歌詞が〝聴こえてきてしまう〟曲があります。

中島みゆきの「ピアニシモ」という曲の中の、「ピアニシモで歌ってください」というリフレインが、振り払おうとしても、耳から離れないくらい、響いてきます。〝呪文〟のような響きにも感じます。若い頃はこの〝おどろおどろしい〟声が、正直なところ、ちょっと苦手でした。それがいつの頃からか、この〝呪い〟の声が、〝癖になる味〟になっていたんですね。

「大きな声と同じ力で／ピアニシモで歌ってください」

思わず「はい」と返事をしそうになってしまいます。フォルテシモの声は、いかにもテンションが高そうな気がしますが、いっぺんに大きく息を吐き、同時に発散してリラックスもしているのです。ピアニシモのほうが、声の大きさは小さいですが、ぐっと集中して少しずつ息を長く吐くという、より高い集中をしているわけです。

「ピアニシモで歌ってください」と中島みゆきが歌うと、なにやら得体の知れない〝底力〟のようなものが、静かに伝わってきてしまうのです。

生活や仕事のリズムと呼吸

「スピード感をもって」というフレーズがたびたび聞かれるようになったのは、2000年代以降のことでしょう。「スピード！」と尻を叩かれても、人間のスピードはそれほど上がるわけでもありません。毎日が「競馬のゴール前」ではたまったものではありません。

どんどん経済が拡大していた1960年代、ジャン＝リュック・ゴダールの映画『勝手にしやがれ』や『気狂いピエロ』の中で、ジャン＝ポール・ベルモンドが〝くわえタバコ〟で歩き、吸いまくり、捨てまくる。これが「かっこよく」見えました。

戦後1970年代まで一人あたりのタバコ消費量は急上昇しました。どんどん経済が拡大し、生活のテンポが速くなっていった時代、タバコは皮肉なことに「呼吸を整える」道具だったのだと思います。私の父は敗戦直後の5年間、1日100本以上のタバコを吸い、禁煙した後はサイダーを1日1ケース飲み（本人の弁です）、重度の糖尿病になりました。父の場合は、戦争中のトラウマの影響もあったかも知れません。

タバコの煙を吐いているときだけは吐く息が長くなり、ちょっと落ち着くのです。その時代、外交官が交渉や会議の途中で、タバコを吸って〝間〟をつくるのは、「交渉術の重要な一部だった」という外交官の話も聞いたことがあります。

〝ジャン＝ポール・ベルモンドのくわえタバコ〟はそんな時代の〝空気〟そのものだったのだと思います。

2000年代、タバコ以外の〝呼吸法〟が必要ですね。

それにしても、1960年代を今振り返れば、随分のんびりしていたように思えます。時代に加速感はありましたが、まだ「伸びしろ」はあったのだと思います。今はもう、伸び切っているのではないでしょうか？

「急ぐ必要がなくても、急がなければいけない」気分、「何かしなければ落ち着かない」気分に支配されやすくなっています。身体の姿勢そのものが「前のめり」になって、つねに焦って〝ハアハア〟した呼吸をしているのです。

SNS的応答スピードは、呼吸を不安定にします。

対処は、〝一息〟反応を遅らせることです。息が詰まっているほど、応答は速くなり、即レスするほど、息が詰まってきます。

仕事は早く片付けるほど、次の仕事は早く来ます。慌てて片付けるほど、想定外の余計な件が持ち上がり、結局仕事は増え、かえって遅くなります。

そういう話をするとどの人も、そういう〝体感〟、〝体験〟があるといいます。**「転がる石のような」仕事や生活っぷり、どこかで詰まった間合いを外したい**ものです。

生活の〝間〟

お茶を飲む、食べる、しゃべる=リラックス呼吸

お茶やコーヒーを飲むことは、喉がゴクリと動き、消化管が動くことだけでも気持ちいいものです。第2章でも触れましたが、消化管が動くということは副交感神経が働き、リラックスすることの基本といえるでしょう。水分や栄養を補給するという「味気ない」ことよりもっと「深い味わい」が、そこにはあるわけですね。味だけでなく、香りの良さは快感とリラックスを生みます。

逆に、ストレスが続いたりして、交感神経の興奮が強いような場合、飲み込むときに〝ゴクン〟と動く喉の骨（舌骨《ぜっこつ》）に触れると、硬くなっています（左側が右より硬

くなりやすい)。すると、飲み込むときの喉の動きが不安定になって、空気を一緒に飲み込んでしまいやすくなります。1日当たりの唾液の分泌量は1.5ℓといわれますから、無意識のうちに何度も飲み込んでいるわけで、かなりの空気を飲み込む可能性がありますす(＝「呑気症《どんきしょう》」)。ゲップやおならがたくさん出ます。みぞおちの左のあたり(大腸の曲がり角)がポッコリ膨らんで、気分が悪いということもよくあります。

呼吸は食べたり、飲んだりするときの喉の動きとも強いつながりがあります。何気なく食べたり飲んだりしていると、呼吸を意識することはまずありません。誤嚥《ごえん》してむせたりしたときに、初めて呼吸との関係を意識させられるわけです。飲み込むときには、誤嚥しないように息を止めていて、飲み込んだ後は必ず息を吐きます。

〝味のある〟舌骨の動き

飲み込むときに〝ゴクン〟と動く舌骨。もう一度その動きと呼吸の動きの関係を体感してみましょう。喉の前に少し出っ張って見える部分があります。甲状軟骨《こうじょうなんこつ》です。そのすぐ上に舌骨があります。とりあえずそのあたりを軽くつまんで〝ゴクン〟と唾を飲み込んでみましょう。舌骨が上下に〝ゴクン〟と動くのが分かります。この〝ゴクン〟が、飲み込むと同時に、気管の入り口を閉じて息を止める動きなのです。

今度は、舌骨に軽く触れたまま〝ゴクン〟と飲み込みながら、同時に呼吸を意識してみましょう。〝ゴクン〟に続いて息を吐いているのが分かります。その後の呼吸はちょっと大きくなって〝ホッ〟とする感じの呼吸になりますね。これが〈呼〉〈吸〉の〝間〟を生むリラックス呼吸になるわけです。〝ゴクン〟しているあいだ息が止まるのも一つの〝間〟といえます。〈呼〉を深くする〝タメ〟になるわけです。

蕎麦をズルズル～と飲み込んでいるあいだも、蕎麦好きにとっては、快感を伴う〝止息〟です。私は息を止めるのは苦手ですが、このズルズルは得意です。おいしい蕎麦は気持ちよく喉を通り過ぎます。その後の〈呼〉がさらに〝ホッ〟と、気持ちいいのです。

この〈呼〉が大切なのです。食べる‐飲み込むことは、リラックスそのものです。たとえば、興奮したり、びっくりしたときに、思わず「ゴクンと唾を飲む」のも、興奮を鎮めようとする反射的動きです。飲み込んだ後の〈呼〉は深くなりやすいのです。ホッとする息になります。自動的に一息つけるわけです。

息を深く吐くためには、ゆっくり食べたほうがよさそうに見えます。ところが、人それぞれ、快適な食べるテンポ、リズムは、仕事や生活環境にも左右されますが、個人差も大変大きい。その人によって、どんなリズムで食べる（＝呼吸する）と、〝間〟がある深い呼吸になるか（＝気持ちいいか）違うわけです。要するに気分良く食べたり飲んだりできればいいわけですね。

食べながら話すことも、深い呼吸を生みます。まず、食べることでリラックス（呼吸の〝間〟）を生みます。それが話しやすい〝間〟を生み、さらにおしゃべりもするということは、長く息を吐くことでもあります。**〈呼〉は副交感神経の働きをうながしてリラックスするわけですから、それをごく自然にできる〝おしゃべり〟とは、優れた呼吸法でもある**わけです。

生活が慌ただしいと、呼吸はどうしても浅くなります。いつも追われているような、何かしていなくてはいけないような、落ち着かない気分を、ホッとさせ、落ち着かせたいものです。

「お茶を一服」という〝間〟も、大切ですね。

だいたいにおいて、食べたりお茶を飲んだりするとき、ホッとするのをいちいち感じたりするわけではありません。基本的には〝無心〟。何気なく通り過ぎていますが、実は〝有り難い〟ことなのです。

私は時々、昼休み、妻が作ってくれた弁当を食べているときに、ホッとして目の前の世界が息を吹き返したように感じることがあります。そういうことで、**一息ついて、疲れがふっと抜け、〝持続可能〟な生活が成り立っている**のではないでしょうか。

〝あくび〟と〝伸び〟は人類以前からのリラックス呼吸

〝あくび〟は多くの哺乳動物がするそうです。〝あくび〟とセットになることも多い〝伸び〟は、サル、犬、猫や、象もするようです。人間にも受け継がれた〝本能〟のリラックス法です。呼吸を深くするための〝リセット法〟でもあります。

〝あくび〟の動きを見てみましょう。口を大きく開ける＝咀嚼筋のストレッチ、続いて、大きな〈呼〉とともに、咀嚼筋もゆるみますが、首の周りの筋肉全体（舌骨を動かす舌骨筋も一緒に）も、ゆるみます。

ストレスを受けて緊張したり、ガマンしたりするときには、歯を食いしばります。緊張を和らげるために「生あくび」が出ることもあります。退屈をガマンしているときも〝あくび〟で首の周りのこわばりをリセットしようとする場合があります。

あくびを思い切りできる環境なら、積極的に何度もすると、首や肩の周りだけでなく、全身にリラックスが広がります。おまけに涙も出てくれば、胸もゆるみ、〝胸のつかえ〟がとれて呼吸はさらに深くなります。

〝伸び〟も〝あくび〟と前後して一緒に出ることがよくありますね。人により、そのときによりいくつかのバリエーションはありますが、①息を吐きながら（時には「うーん」と声を出しながら）胸を反《そ》らしてちょっとストレッチし、②ストレッチの緊張をゆるめながら、③さらに息を深く吐く、という一連の動きが〝伸び〟だといっていいでしょう。

〝伸び〟は緊張・集中からリラックスへ、逆にリラックスから集中への切り替えスイッチとして機能します。デスクワークなどで首や肩が凝ったりしたときも、〝伸び〟で緊張と凝りをほぐすことができます。

〝伸び〟と〝あくび〟が協調して、リラックスと深い呼吸を導く。合わせ技で、優れた「天然の呼吸法」ともいえそうです。

あくびは練習すれば意識的にできるようになります。涙が出るまでくり返しあくびをすると、首や肩だけでなく眼の疲れも取れます。みぞおちもゆるんで胃腸の動きも良くなります。

〝伸び〟に学んだ〝脱ストレッチ〟が呼吸を整える

〝ストレッチ〟というと、「筋肉を伸ばす」イメージがあって、痛い思いをして無理やり伸ばさなければいけないと思い込んでいる人も多いですが、筋肉は力を入れていないときはゆるんで柔らかいのが本来です。力を入れていないのに硬いのは、慢性的な疲れか、緊張です。

〝伸び〟は胸のストレッチから始まりますが、実はその後のゆるむ過程が大切なのです。このことを〝伸び〟から学びました。

どんなストレッチでも、ストレッチを頑張りすぎないで、もとに戻していく過程を大切にして、ゆ〜っくりゆるめていくと、ゆるめる過程で吐く息が自然に長く深くなります。つまりストレッチがメインではなく、ストレッチをきっかけにして呼吸を長く、深く導くという方法。これを〝脱ストレッチ〟と呼ぶことにしました。

1．ストレッチをフェイントとして使い、〈呼〉でゆるむためのスイッチを入れる。
2．〈呼〉のリラックスの波に乗って筋肉をゆるめる。
3．筋肉がゆるむことで、さらに〈呼〉が深くなり、身心のリラックスが深まる（ゆ〜っくりゆるめて、そのあいだ数呼吸すると、さらに呼吸は深まり、よりリラックス）。

慢性的な緊張で、〈呼〉のときに〈吸〉よりも脱力するというリラックスの基本が失われているようなことも珍しくありません。そういう場合、深呼吸をしようとしても、〈呼〉でゆるめないことが多いのです。そういうときに〝脱ストレッチ〟は一つの〝脱出法〟です。

その基本、〝脚上げ〟脱ストレッチです。
たとえば、寝る前などの、もっとリラックスしたいときなら全身のリラックスをうながします。朝起きるときなど、気合を入れたいときなら、リラックスした〈呼〉から、一転して〈呼〉で集中する呼吸パターンへ、自然にスイッチが切り替わります。

脚上げ脱ストレッチ

タテ上げ

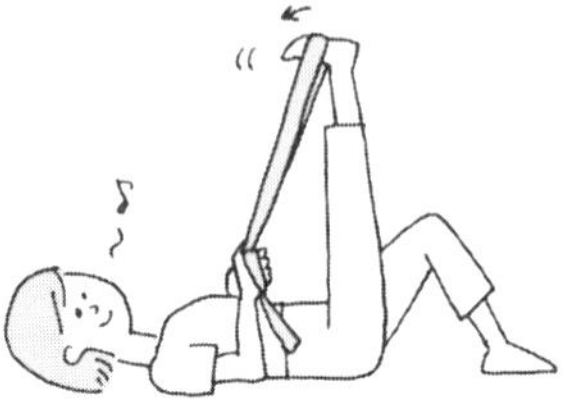

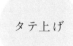

1 身長くらいの長さのひも（腰ひもなど）を用意する。

2 仰向けに寝て、左膝を立てる。

3 ひもを右足の土踏まずに引っかけて、ひもの両端を両手で持つ。片方の手首にからめて、しっかりつかむとよい。

4 そのまま、ひもを引っ張り、右脚を上げる（右脚の膝が曲がらないようにしながら、腹筋を使わずに、ひもを腕の力で引っ張って上げる）。

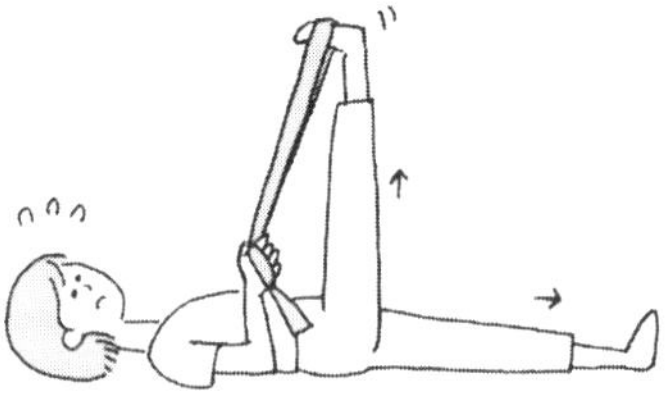

5 右脚の腿の裏側が突っ張るような感じがするところまで上げたら、左膝を伸ばす。右脚の裏側が気持ちよく伸ばされた状態で、一呼吸する。

6 右脚を、上げたときよりゆっくりと（この間、数呼吸できるように）下ろす。背中の筋肉の緊張もゆるみ、背中側が全体的に温かくなればOK。

7 左脚も同様に行う。

ヨコ上げ（とくに左脚）

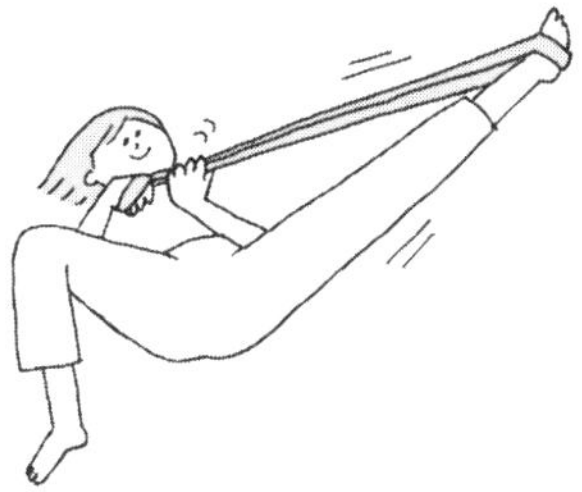

1 仰向けに寝て、左脚の土踏まずにひもをかけ、ひもの両端を両手で持つ。

2 右膝を立てて、外側にわずかに倒し気味にしておく。

3 左脚を左斜め横方向に（自分の感覚で楽に感じる角度で）上げていく。

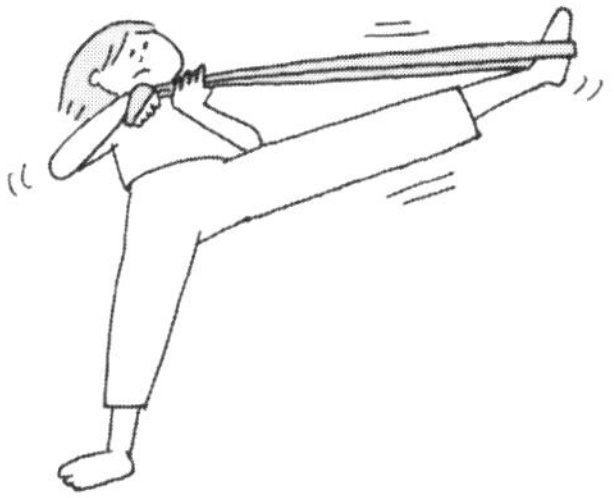

4 左脚の腿の内側が突っ張るような感じがするところまで持ち上げたら、右脚を伸ばす。

5 左脚の腿の内側が気持ちよく伸ばされた状態で、一呼吸する。

6 呼吸を続けながら、左脚を、ゆっくり3呼吸以上かけて戻していく。

7 生理前に行う場合は左脚だけでもいいし、両脚を行ってもOK（生理をスムーズに楽に）。

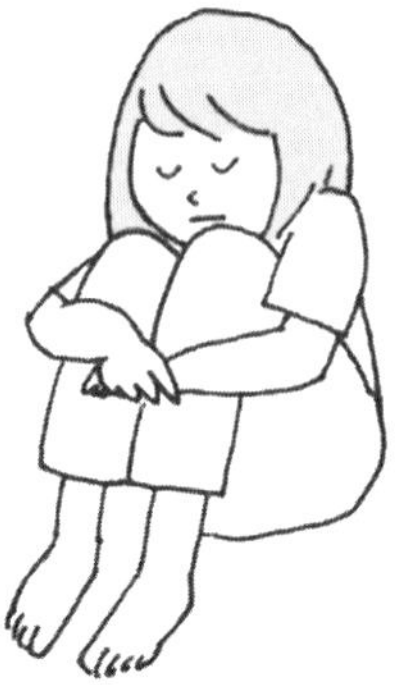

膝を抱え込む姿勢
（しゃがんで膝を抱えてもよい）

頭がスッキリして、気合が入りやすくなるわけです。なかには、「気持ちよくなって、また眠ってしまった」という人もいますが……。

〝誰でもできる完璧な腹式呼吸〟

呼吸法の難しさは、呼吸を意識することで緊張して、かえって呼吸が浅くなってしまう場合があることです。

私も含めて、「呼吸法が苦手だ」という人もいます。まして過換気（過呼吸）症状を起こしてパニックになっているようなときには、余計に難しいです。

腹式呼吸＝膝を抱える

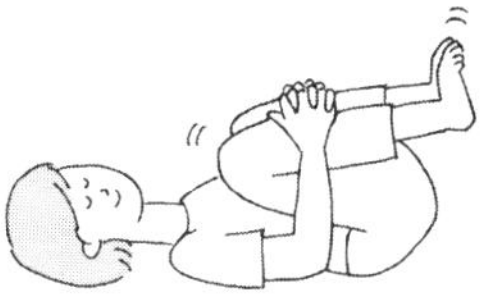

1　仰向けに寝て、腕で両膝を抱え、胸のほうに強く引き寄せる。このとき、足首を反らし、足の指を足裏方向に曲げるようにすると、骨盤がより縮みやすくなる。

2　しばらくこの姿勢でいると、自然に下腹を中心に息が大きくなる。そのまま下腹で呼吸するのを感じながら、5〜10呼吸ほどキープする（下腹が温かくなってくる）。

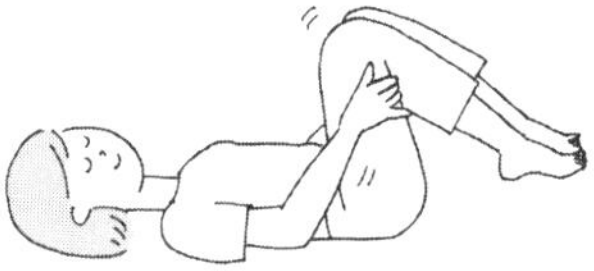

3　膝を抱えている腕の力をゆっくりゆるめながら、腰（へその裏側あたり）を床にぴったり押しつけて、床から浮かないように注意しながら下腹に集中する。さらに膝を曲げたまま、ゆっくりと踵から脚全体を下ろしていく。

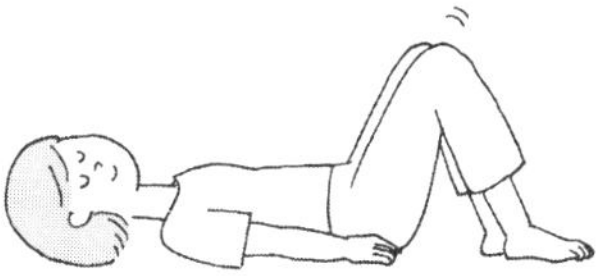

4　足裏が床についたところで、静かに膝を伸ばす。

※何回も行う必要はない。むしろ1日1回と決めて、集中して行ったほうがうまくいきやすい。

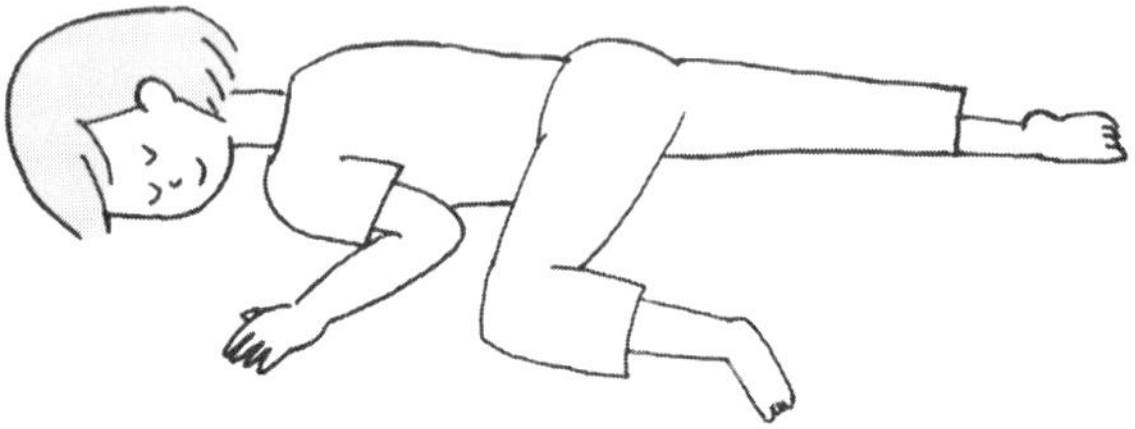

「うつぶせ寝」の姿勢

そんな場合にも、確実に〝腹式呼吸〟ができる＝落ち着ける方法があります。膝を抱える（またはしゃがむ）姿勢をとることです。

膝を抱えると、呼吸が浅くなっているとき、荒くなっているときは、とくに最初息がしにくい感じがします。胸を縮めるので呼吸しづらく感じるわけです。

はじめ、息が止まるような感じがしますが、しばらくすると、下腹が大きく動きはじめ、自然に〝腹式呼吸〟になってきます。

そうなってくると、呼吸は深くなり、落ち着きます。胸もゆるんで〝ホッと〟してきます。

日野原重明《ひのはらしげあき》さんが晩年推奨していた「うつぶせ寝」も〝膝を抱える呼吸〟の変形バージョンといえます。この寝相をとる人は意外に多いものです。骨盤底の緊張（興奮）がゆるんで、呼吸が深くなります。加齢で骨盤の動きが硬くなって、呼吸運動が小さくなっている場合も有効なのです。

〝手を合わせる〟〝祈り〟とは何だったのだろう

利き手の手のひらで、反対の手の甲に触れてみましょう。手のひらと手の甲、両者の感触を比べると、だいたい手のひらの感触のほうが強いですね。手のひらは身体の中でも〝コントロールしようとする意識〟が最も強く表れやすいところです。指先はさらに意思が強く表れます。何かに触れると思わず力が入ります。

顔にも手のひらで触れてみましょう。明らかに顔のほうが感触を強く感じます。胸の真ん中にも触れてみましょう。胸のほうの感触が強いですね。

顔と胸の真ん中は、感受性が強いのです。触覚は唇が最も敏感ですが、胸の真ん中＝膻中の感受性はもう少し奥が深い。直接触れていないものとの距離感、緊張感（または安心感）は、ここで感じます。不安感もここの緊張として表れ、環境の急変もここに緊張として表れます。

直面していないことにも不安を感じるのは、人間の大きな特徴です。たとえば犬は、怖い目に遭うと記憶に残るらしく、同じような状況に直面すると怯えますが、直面するまでは気楽に構えているように見えます。つまり起きていない〝未来〟に対する〝不安〟を抱くのはとても〝人間的〟といえるでしょう。死に対する不安はその最たるものです。

未来に対する不安を解消するために、どれだけ備えをしても、不安そのものはなくなりません。どうにもならない不安に対して、有史以前、宗教以前から行われてきたのが、〝祈り〟だと思います。勝利や〝ご利益〟を得るための〝祈り〟もありますが、もっと基本的なのは、手を尽くしようがないこと、取り返しのつかないことに直面したときの〝祈り〟であり、不安やどうにもならない怒りや悲しみを鎮める〝祈り〟だと思います。

どうにもならないことは、一方で、いつかどうにかなることでもあります。どこかで〝底〟＝転換点＝〝間〟があるわけです。そこで〝祈る〟わけですね。もしかしたら祈ることで〝間〟が生まれ、流れが変わるかも知れませんし、絶望的な状況でも

〝希望〟が生まれるかも知れません。

どんなに「良い環境」の中でも不安は生まれますし、逆境の中にも〝ホッとする〟瞬間も希望も生まれうるのです。

手を合わせるということは、祈りの基本形です。**手を合わせると、両手のひらの「思うようにしようとする」意思同士が、互いに打ち消され、とくに意思が強く表れる指先の力が抜けます。「思うようにしようとする」欲望そのものが脱力する**のです。不安のもとを鎮めるとはそういうことだと思います。

さらに胸の前で〝手を合わせる〟ことは、胸の緊張＝不安を鎮めることになります。胸には怒りや、悲しみも溜まります。**胸をゆるめて〝気を鎮める〟＝〝祈り〟は何万年も続けられてきた〝呼吸法〟**です。

沖縄ではしゃがんで手を合わせるのが、正式な祈り方だそうです。これは下腹で呼吸するという意味でも、落ち着きます。〝頭を垂れる〟ことも、祈りの姿勢です。やはり胸はゆるみます。「胸に手を当てる」も〝内省〟し、〝気を鎮める〟ポーズですね。

〝ホッとする息〟はここから始まります。

胸の前で両手を向かい合わせて、呼吸してみましょう。

両手を向かい合わせる呼吸

・目を軽く閉じ、胸の前で両手を向かい合わせる。
・両手のひらで呼吸をするようにイメージする（懸命にイメージしすぎない、〝なんとなく〟というくらいのほうがよい）。
・両手のあいだの空間が自然に膨らんだり縮んだりする感じになってくる。
・手のひらと同時に、手の甲のほうでも呼吸するようにイメージする。
・その感覚を身体全体の皮膚に広げて、全身で呼吸するようにイメージする。
・全身が一つの袋（細胞）のようになり、膨らんだり縮んだりする感じになってくる。

背骨で呼吸する「輪切りイメージング」

呼吸が深いということは、背骨や骨盤の動きから見ると、背骨、肩甲骨、骨盤が柔らかに、自由に動くことです。身体を〝輪切り〟にイメージすると、〝輪切り〟の平面が膨らんだり縮んだり、波打つように動くということでもあります。〝輪切り〟の平面が、身体の内側から外側に伸び伸びと広がっていく感じが、深くリラックスした、

輪切りイメージング

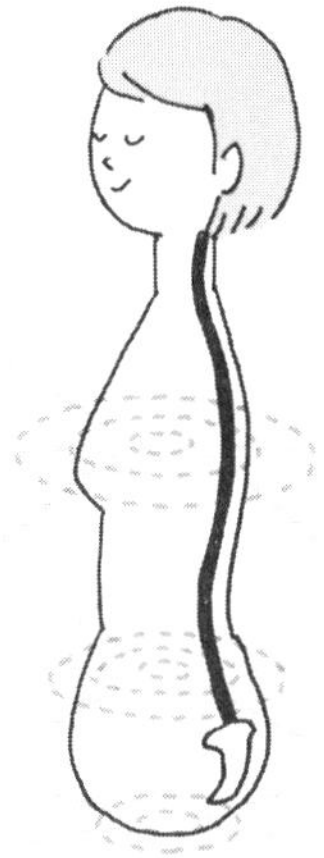

〝ホッ〟とした呼吸の体感イメージです。

自分の身体をイメージしようとすると、身体を外側からイメージするのが普通です。自分自身の身体に対するイメージは、身体をコントロールしようとする意識と一体化しやすいのです。

リラックスして安心しているときは、身体は周りの空間に溶け込んで、〝通じ合っている〟ので、身体がそこにあることを自体意識されないのです。本能的な淀みない意識は内側から外側へあふれ出し、その流れが妨げられない限りは〝無心〟なのです。

人間の意識のあり方の特徴の最たるものは、おそらく、自身の身体を外側から意識することだと思われます。人として生きていく上では、自分をコントロールする〝眼差し〟は必要ですが、これが身体を縛って、呼吸が浅くもなるわけです。時々、解放してあげたいものですね。

外側からの目線を解除して、内側から伸び伸び広がる（＝〝ホッと安心〟の呼吸）体感に切り替えてみましょう。

・胸の真ん中あたりを〝輪切り〟にするようにイメージし、その平面を、上から眺めるようにします（CT画像のように正確な〝輪切り〟ではなく、〝輪切り〟を含む平面をなんとなくイメージする。→〝輪切り〟平面上の背骨が解放されて、呼吸のたびに前後によく動きます）。

・同じようにへそのあたりでお腹を〝輪切り〟にイメージします。

・さらに同じようにお腹の底を上から眺めるようにイメージします。

「両手を向かい合わせる呼吸」と「輪切り－内側イメージング」は、もう20年以上、整体のワークショップのはじめに、毎回くり返してきました。とても有効な〝呼吸法〟です。

――むすび――
整体の極意は呼＊吸の〝間〟

〈呼〉と〈吸〉のあいだ、息を吐ききった瞬間の〈呼〉〈吸〉の〝間〟に〝無心〟に触れることが、整体の〝極意〟と、くり返しお話ししてきました。

もう一度整理しておきましょう。

・身体に触れて呼吸を感じる。
・〈呼〉の動きにそっとついていく。
・手は力が抜けている必要がある。
・〈呼〉の終わりから〈吸〉に向かう瞬間にふわっと抜く＝息を吐ききるように誘導する。
・息を吐ききったとき〝間〟は生まれる。〈呼〉が長いほうが、息を吐ききりやすいが、特別に長くなくても〝間〟は生まれる。

・〈呼〉から〈吸〉への変わり目に〝間〟が生まれると、〝ふわっ〟という感触がある。

整体の現場の身体感覚をモニターすると、このようになります。

〝息が合う〟〝間が合う〟とは？

〝息が合う〟とは、単に互いの動作のタイミングが合う、呼吸そのもののタイミングが合う、ということではありません。

〈呼〉〈吸〉の〝間〟には、互いに引き込み合う働きがありました。

たとえば落語の名人なら、「え〜」と話し始めた途端に客を〝間〟に引き込みます。

登場したときの存在感、仕草の中にも〝間〟があり、語りと客の笑いのあいだにも、〝間〟は生まれます。〝間〟が心地よい脱力＝〝笑い〟を誘導します。

〝笑い〟そのものが〈呼〉を長く深く導き、息を吐ききって脱力すると同時に〝間〟を生むということは第3章でも触れてきました。〝間〟が〝笑い〟を生み、〝笑い〟が

〝間〟を生むという循環が生まれるわけです。

整体では〈呼〉と〈吸〉のあいだの、〈吸〉の直前に、無心にふわっと触れたとき、〝間〟が立ち上がり、身体が自ら動いて、身体のバランスがリセットされます。

このとき、術者側は、意図的ではありませんが、静かで長い〈呼〉が、自ずから基本になります。集中してくるほど、呼吸は静かで、息が止まっているかのような感覚になります。

〝間〟は、もちろん、整体の場以外の様々な場に現れます。人と人のあいだ、人とモノ、人と環境のあいだで、寄席や劇場や競技場、コンサート会場で、あるいは、日々の食事や、何気ない会話や、遊び、お風呂やトイレの中、寝床の中で、〝間〟は、深い呼吸とともに、〝無心〟に、くり返し立ち上がっているわけです。

この〝間〟で、身心の〝カット〟が切り替わり、物語が生まれていくわけです。

それは〝通じ合う・共鳴する〟ということでもありました。

息は合わせるものではなくて、やはり〝合う〟もの

整体を通じて多くのミュージシャンに出会ってきました。音楽に関わる人たちの身体の反応はとても敏感です。音楽の響きと、身体の持つ響きやリズム、呼吸はつながりがあるに違いない。ずっとそう思ってきました。

世界中に多様な〝祭り〟がありますが、祈りと歌・音楽と踊りが、主な共通要素だと思います。祈りと歌と踊りが渾然一体になって、深い呼吸と〝間〟を生み、解放感が生まれます（音楽のビートと〝意識の明滅〟も絡んでいそうですが、今回はしっぽをつかめませんでした）。

この本を書くに当たって、音楽と呼吸のあいだには、当然、深い関係がありそうだと思って、いろいろなミュージシャンに〝音楽の中の呼吸〟について訊いてみました。

ところがです。〝音楽の中の呼吸〟には、何かありげな感じがするのに、音楽する上で直接に意識されることはほとんどないようなのです。歌のブレス＝息継ぎが唯一意識されているところと言っていいくらいです。

でも、やはり思うのです。音楽の深みの中にも〝間〟はあります。音と音のつながりの中にも、フレーズとフレーズのつながりの中にも、直接には触れることができない〝間〟がある。たとえば、子どもたちの〝上手い〟とはいえない演奏が感動を生むこともあります。それは、子どもたちが無心に演奏する〝勢い〟の中にある〝間〟であり、それに反応して聴き手の中に生まれる〝間〟から生まれるのだと思います。

ミュージシャンはもちろん、勢いにまかせてばかりはいられません。リズムを合わせるということ、これだけでもとても難しいともいえますが、これはそれぞれの才能によって高度に意識化できるし、とても重要視されてもいます。しかし、それ以上に深く〝息が合う〟ということは、互いのあいだに起きるケミストリーとしかいいようがないようなのです。互いの音楽的嗜好がよく一致しているから〝息が合う〟ということでもないようです。

ミュージシャン同士、そして聴衆のあいだに生まれる〝何か〟。ここにあるのも、〝間〟というべきでしょう。

息は合わせるものではなくて合うもの、ということですね。目に見えない〝働き〟を含む、能動的〝無〟＝〝間〟で息が合う。

〝間〟はあらゆるところに顔を出します。〈呼〉と〈吸〉のあいだ、人と人のあいだ、動きと動きのあいだで、目に見えない〝働き〟を含む能動的〝無〟＝〝間〟が、あるときは集中を高め、あるときはリラックスに向かう、次への動きの〝触媒〟になります。化学の触媒と違うのはモノとしてあつかえない、〝無〟だということですね。

それでは、「〝間〟が生まれるために何をすりゃいいんだ」と突っ込みたくなりますね。それも〝間〟としかいいようがないのです。「詐欺《さぎ》じゃないか！」と言いたくなるかも知れませんね。

〝間〟には近づくことはできても、直《じか》に操作することも、そこに留まることもできないのです。〝間〟に〝合う〟ことができるのは、意識ではなく、〝無心〟です。もし「自在に操ることができる」という人がいれば、それは〝詐欺〟です。

なにしろ〝間〟ですから。

「取りあつかい不能」だけれども、誰もが日々経験していて、どこにでも生まれるのが〝間〟です。

いつでも、知らないうちに、〝ふわっ〟と、立ち現れます。

あとがき

本書のテーマ「呼吸」。編集者・飯島恭子さんにこの企画のご提案をいただいてから、もう5年近く経ったと思います。大きなテーマなので、整体ばかりでなく、いろいろな方面のエピソードが思い浮かびました。

考えてみると、日常生活でもなにげなく「息が合う」とか「息が詰まる」とか、よく使われています。こういうことが意外に奥深いし、また本質に近いのではないかとも思うようになりました。なにげない日常から、「集中の極み」といわれる〝ゾーン〟まで、呼吸の絡まないことはないといっていいでしょう。

どこから手をつければよいのやら、試行錯誤しましたが、まずは整体の現場で、あらためて呼吸をどのようにあつかってきたのかということから見直してみました。「まえがき」でも触れたように、そこで、呼吸の切り口として〝間〟が浮上しました。

とくに〈呼〉と〈吸〉のあいだで、〝間〟が生まれる（＝飛躍的な〝何か〟が起きる）可能性が高い。〝間〟という虚空が、如何に呼吸を深く導き、如何に身心を躍動させるかを追う、という展開になりました。

読者の皆さんはたぶん、整体の現場で起きていることについて、私がすべて把握した上で本を書いていると思われることでしょう。しかし実はそこで起きることの核心については、何一つ分かっていない、というのが本当のところです。分かっているのは、お互いの身体のあいだに、何かが確実に起きるということと、その結果の一部です。

私自身も、そこで何が起きているのか分かりたいから、書き続けているのです。しかし、だいたいにおいて、実際に明らかになってくるのは、何かが分かるというよりは、何が分からないかということです。書くことを通じて、そこで起きていることの経過を丹念に見ていくと、どうしても肝心な〝何か〟は、意識することができない〝隙〟に起きてしまうことが、つきつめて観ていくほど、明らかになります。この〝間〟としかいいようのないことの「周辺をめぐる旅」をお楽しみいただけたなら幸いです。

身体というとてつもなく複雑な体系のバランスが、一瞬にして動く〝間〟。それは、意識が照らせない！　あることだけは分かるが、中身は見えない。しかし、同時に、ここが身心のあらゆる動きの基点になるという確信も出てきました。

さらに〝間〟は、音楽や映画などあらゆる芸能・芸術の中で、その表現に生気・躍動、深い呼吸を生み出す働きをしていることも見えてきました。

このあたりは、音楽をはじめとする様々なアートに関わる方々にこれまで伺ってきた興味深いお話の数々、いわば私にとっての貴重な〝耳学問〟に、主に基づいて書かれています。

今回はとくにインタビューにも力を入れました。音楽では、私のしつこい質問に長時間お付き合いいただいた、橋本一子さん、藤本敦夫さん、小川美潮さんに、あらためて感謝いたします。お訊きしたことの100分の1ほども、残念ながら、直接には反映できませんでしたが、ミュージシャンにとっての音楽の深みを、少しだけでも垣間見ることができ、とてもスリリングな時間を過ごさせていただきました。

スポーツや武術では、奥野俊一さん、三代正廣さん、奈良英治さん、吉永麻里子さんに、お時間をいただきました。お話を伺うほど、興味がつきないことが、まだまだいくらでも湧いてきます。広い意味での〝ボディワーカー〟同士として、さらに深みを目指して、今後とも境地をシェアさせていただきたいと願っております。

セッション中に呼吸を数えるという〝厄介な実験〟を快く引き受けて下さった田畑浩良さん、ありがとうございました。

装丁・石間淳さん、装画・保立葉菜さん、本文デザイン・高木善彦さん、イラストのわかばやしたえこさん、ありがとうございました。

また本書の何よりの〝一次資料〟は、これまで整体を通じて出会ってきた方々の〝身体の声〟そのものであり、伺った言葉の数々です。

あらためて感謝したいと思います。

2019年10月

片山洋次郎

取材協力者プロフィール

奥野俊一

バスケットボール指導者、解説者

第一勧銀女子(皇后杯優勝)、東芝男子(天皇杯準優勝)、日本代表男子、U-20男子世界選手権代表(アジア選手権優勝)などコーチ監督歴任。NHKのNBA実況放送解説を25年務める。

藤本敦夫

即興演奏家、作編曲家

早大卒。幼少よりクラシックを叩き込まれ、テレビ、ステージ等の仕事をする。1980年YMOへのゲスト参加後メジャーデビュー。歌や各種楽器を駆使してジャンルレスにバンド&セッションリーダーとして活動。

三代正廣

武術家

日本武術太極拳連盟監事、全日本少林寺流空手道連盟専務理事、日本太極拳友会会長、空手道・武術太極拳の指導者として、奈良英治、吉永麻里子をはじめ、数多くトップ選手・指導者を育てる。

橋本一子

ピアニスト、作曲家

ノンジャンルで先進的な音楽を発信し続けるアーティスト。映像とのコラボも多数。国内外で高い評価を受けている。2019年末、音楽を担当した手塚治虫原作・手塚眞監督の映画『ばるぼら』公開予定。

小川美潮

歌手

1980年チャクラのボーカルでデビュー。CMロゴも沢山歌ったので知らぬ間に耳にしてるかも知れない声。宇宙真理のかけらを見つけ歌にするのが仕事と思ってはいる。体癖は6と10傾向。

田畑浩良

認定アドバンスト・ロルファー™

1998年米国Rolf Instituteによってロルファーとして認定。2009年に同Instituteの教員となり、細胞生物学的視点と「間」の概念を導入した独自の教育プログラムを国内外で提供している。

(敬称略・掲載順)

装丁　石間 淳
装画　保立葉菜
本文デザイン　高木善彦
本文イラスト　わかばやしたえこ（P216―P220、P225）

片山洋次郎　かたやま・ようじろう
1950年神奈川県生まれ。東京大学教養学部中退。現在、身がまま整体 気響会を主宰。20歳代半ば、自身の腰痛をきっかけに整体に出会う。その後、野口晴哉の思想に触発されながら独自の整体法の技術を創り上げる。21世紀を、身体がものを言う時代ととらえ、身も心も気持ちよく生きるための知恵を提案している。著書に『骨盤にきく』『整体かれんだー』（以上文春文庫）、『自分にやさしくする整体』（ちくま文庫）、『女と骨盤』（文藝春秋）、『生き抜くための整体』（河出書房新社）などがある。

呼吸をふわっと整える
整体の極意は呼吸の「間《ま》」

2019年10月20日　初版印刷
2019年10月30日　初版発行

著　者　片山洋次郎
発行者　小野寺優
発行所　株式会社河出書房新社
〒151-0051
東京都渋谷区千駄ヶ谷2-32-2
電話　03-3404-1201［営業］
03-3404-8611［編集］
http://www.kawade.co.jp/

DTP　ユノ工房　中尾淳
印刷・製本　三松堂株式会社

Printed in Japan
ISBN978-4-309-24929-2